TIMM KRUSE

WEDER GESCHÜTTELT NOCH GERÜHRT

TIMM KRUSE

WEDER GESCHÜTTELT NOCH GERÜHRT

Mein Jahr ohne Alkohol

Ein Selbstversuch

HERDER

FREIBURG · BASEL · WIEN

MIX
Papier aus verantwortungsvollen Quellen
FSC
www.fsc.org
FSC® C083411

www.herder.de

Dieses Werk wurde vermittelt durch die
AVA internationale GmbH Autoren- und Verlagsagentur, München.
www.ava-international.de

Satz: Daniel Förster, Belgern
Herstellung: CPI books GmbH, Leck

Printed in Germany
ISBN: 978-3-451-60056-2

Für Euch. Alle

Vorsicht – lesen kann süchtig machen

»There can be nothing more frequent than an occasional drink«

Oscar Wilde

INHALT

VORAB

Bei der Niederschrift dieses Buchs habe ich mich auf mein Gedächtnis, mein Tagebuch, Tipps von Freunden und Bekannten und eine Menge Recherche gestützt. Mein Umfeld mag die Geschehnisse anders in Erinnerung haben – aber so ist das, wenn man frei von der Leber weg schreibt.

Personen und Geschichten sind alle real. Einiges musste ich weglassen. Wahrheitsgehalt und Substanz bleiben aber gewahrt. Fast alle Namen, Verwandtschaftsgrade, freundschaftlichen und beruflichen Beziehungen habe ich verändert. Auch die zeitlichen Abläufe und Details über Personen und Orte musste ich modifizieren, damit die erzählerische Stringenz funktioniert und die Anonymität meiner schluckenden Umgebung halbwegs gewahrt bleiben – niemand hat mich gebeten, in diesem Buch aufzutauchen; eher im Gegenteil.

Auf Fußnoten habe ich verzichtet, weil diese den Lesefluss stören. Im Kapitel »Belege und Literatur« habe ich die wichtigsten Informationen und Buchtipps aufgelistet, die mir als fachliche Grundlage beim Schreiben gedient haben. Diese wurden für den literarischen Konsum aufbereitet und nicht für den fachlichen – ich bin schließlich kein Wissenschaftler.

DER TEST

Keine Staus. Keine Termine.
Keine Hektik. Kein Stress.
Keine Kompromisse. Kein anderes Buch

Dieser eine Abend sollte alles verändern: Es ist Karneval, die Jecken grölen draußen bei Schneeregen zu Blasmusik, und ich sitze in der Wohnung meines damals besten Freundes und schüttle den Kopf.

»Du kannst dich nicht als Tarzan verkleiden. Nur mit Lendenschurz. Es sind drei Grad draußen.« Zur Bekräftigung leere ich mein Bier.

»Natürlich kann ich! Da sind genug Menschen, die mich wärmen«, sagt der Freund und lacht lauter als nötig. »Wird geil!« Er zupft seinen Schurz zurecht und kneift die Augen zu, denn der Rauch des Joints, der in seinem Mundwinkel klebt, zieht direkt in sein Gesicht. »Wir leben in einem freien Land. Und dieses Kostüm soll provozieren. Dafür bietet der Karneval die perfekte Plattform.«

»Ob du dich als Tarzan verkleiden darfst oder nicht, sei mal dahingestellt«, sage ich. »Es ist arschkalt und noch dazu peinlich. Darum geht es.«

In dem Moment muss ich zugeben, dass die Verkleidung ziemlich gelungen ist, wenn auch angeberisch – Johnny Weissmüller selbst sah in den *Tarzan*-Filmen nicht besser aus. Der muskulöse Körper, der Lendenschurz und vor allem die Fell-Pantinen sind die auffälligste Verkleidung, die Mainz seit Jahren gesehen hat.

»Das wird der Hammer. Glaub mir.« Ich nicke und glaube ihm.

Der Freund, der halbnackt durch die Nacht ziehen möchte, heißt Winfried – was sich seine Eltern dabei gedacht haben, weiß er selbst nicht. Mit dem Namen hätte er sich besser als Hermann der Cherusker verkleiden sollen. Vielleicht ist sein Auftritt der simple Protest gegen seinen Namen, das spießige Elternhaus und diese ganze bekloppte Welt, in die er geboren wurde.

»Und außerdem passt du perfekt zu meinem Kostüm. Ich Tarzan, du Jane«, sagt er und trommelt sich mit den Fäusten auf die Brust.

Ähnlichkeit mit Jane habe ich allerdings keine. Wie jedes Jahr trage ich eine riesige Tina-Turner-Perücke, habe Gesicht und Hände schwarz angemalt und Zeitungsballen als Brustimitate unter mein Hula-Hula-Kostüm gestopft. Meine dürren langen Beine stecken in einer schwarzen Strumpfhose. Dazu trage ich Stöckelschuhe.

Dass ich mal Fußballer war, sieht man längst nicht mehr. Selbst Homophobe werden im Laufe des Abends eine Millisekunde zu lang auf meine Stelzen starren. Ich liebe Karneval, weil ich hier in den Massen und ihren Masken verschwinden kann. Außerdem bin ich schwarz angemalt attraktiver als in natura. Als Kind sah ich aus wie Michael Jackson ohne Farbe. Heute sehe ich aus wie Daniel Craig auf Crack.

Win hat mich zum Vorglühen eingeladen. Ich habe Döner mitgebracht. Dazu zwei Sixpacks und ein bisschen Gras. Später wollen wir uns noch mit Freunden treffen und die Nacht auf einer illegalen Technoparty am Rhein durchmachen.

Wir haben uns bei SAT.1 kennengelernt und sind im Laufe der Jahre Freunde geworden. Was uns verbindet? Alkohol und Kiffen. Ohne diese Freizeitbeschäftigungen wären wir wahrscheinlich keine Freunde. Aus den riesigen Boxen wummert irgendein moderner Beat, es klingt wie Pink Floyd auf Französisch. Auf dem Wohnzimmertisch liegt die *Süddeutsche*. Daneben Zeitschriften: *GQ*, *Hustler*, *Walden*. Während Win neue Musik sucht, blättere ich aus Langeweile durch den Stapel.

»Trinken Sie zu viel?«, lese ich. »Machen Sie jetzt den Test.« Klar trinke ich zu viel, denke ich sofort. Aber nicht mehr als der Rest meiner Freunde, Verwandten und Kollegen. Ganz normal halt.

»Win«, rufe ich. »Hast du Lust auf einen Alki-Test?«

»Geil. Hast du so ein Gerät dabei?«

»Nein. Hier in der Zeitschrift ist so ein Test. Sieben Fragen verraten, ob du ein Säufer bist.«

»Von mir aus«. Win saugt ein letztes Mal an dem Joint, verzieht sein Gesicht, als hätte ihm jemand einen Bunsenbrenner an die Nasenwurzel gehalten und lässt den glühenden Stumpen in seine leere Bierflasche rutschen.

»Hörst du zu?«, frage ich. »Erste Frage.«

Ich bin neugierig und ein bisschen aufgeregt. Win setzt sich neben mich.

»1. Wie oft haben Sie im vergangenen Jahr Alkohol getrunken?« Die Antwortskala reicht von eins bis fünf. Unsere Antwort auf diese erste Testfrage ist klar: »Antwort fünf – viermal im Monat oder häufiger.« Wir lachen, denn wir haben die volle Punktzahl erreicht. Das gelingt uns sonst im Leben eher selten.

»2. Wie viele Gläser trinken Sie pro Tag?«

Wir schauen uns an. »Gar nicht so einfach«, sagt Win. »Man trinkt ja nicht jeden Tag.« Also müssen wir die Gläser unserer wöchentlichen Besäufnisse durch sieben Wochentage teilen.

»Antwort drei – fünf bis sechs Gläser.« Denn auf Partys trinken wir mindestens drei Liter Bier, mehrere Gläser Hugo, Wein oder Sekt, ein paar Longdrinks und Kurze. Das sind an einem langen Partyabend mehr als 30 Gläser – hinzukommen die Drinks an ruhigeren Abenden. Vielleicht hätte auch Antwort vier gepasst: »Sieben bis neun Gläser pro Tag.« Egal.

»3. Wie oft trinken Sie sechs oder mehr Gläser Alkohol pro Tag?«

»Antwort vier – einmal die Woche.«

»Mindestens«, lacht Win.

»4. Wie oft brauchten Sie schon morgens ein alkoholisches Getränk, weil Sie zuvor stark getrunken hatten?«

Das ist einfach: »Antwort eins – nie.«

»5. Wie oft konnten Sie sich im vergangenen Jahr nicht mehr an die Ereignisse der letzten Nacht erinnern, weil Sie Alkohol getrunken hatten?«

Wir lachen. Das kam häufiger vor, war aber kein Problem.

»Drei – einmal im Monat.«

»6. Haben Sie sich oder einen anderen Menschen schon einmal verletzt, weil Sie Alkohol getrunken hatten?«

Wir überlegen. Ich war schon häufiger betrunken in eine Schlägerei geraten und hatte mir unter anderem dabei die Hand gebrochen. Und Win ist vor Jahren über ein Geländer gestürzt und hat sich eine Platzwunde zugezogen. Also »zwei – ja, aber nicht im vergangenen Jahr.«

»7. Hat Ihnen schon einmal ein Verwandter, Freund oder Arzt geraten, weniger Alkohol zu trinken?«

»Nö«, meint Win, ohne zu zögern.

»Mir schon«, sage ich. »Mich hat mal ein Kollege gewarnt, dass ich zu viel saufen würde. Allerdings halb im Spaß.«

Wir einigen uns auf »Antwort zwei – ja, aber nicht im vergangenen Jahr.«

Zusammengerechnet kommen wir auf 21 Punkte. Wir sind in der höchsten Spalte gelandet: »Schädlicher Konsum – Ihr

Alkoholkonsum gibt Anlass zur Sorge. Sie sollten sich an Ihren Arzt oder eine Beratungsstelle wenden.« Scheiße!

Aber wir liegen nur einen Punkt über der etwas besser klingenden Kategorie: »Riskanter Konsum – nach Ihren Angaben ist es wahrscheinlich, dass Alkohol bereits zu viel Raum in Ihrem Leben einnimmt.«

Win und ich gucken uns belämmert an. »Lieber tot als nüchtern«, sagt Win und lacht; es klingt unheimlich.

Ein paar Monate später sitze ich auf meinem Sofa und schaue *Casino Royal*, meinen Lieblings-*Bond* mit Daniel Craig. In diesem Film säuft mein Held mehr als ich in meinen besten Tagen – und bleibt stocknüchtern. Er kann nach gefühlten zwölf Martinis immer noch Menschen auf große Distanz erschießen, Frauen stundenlang beglücken und in Extremsituationen absolut schlagfertig reagieren. Er ist unverletzlich – dank oder trotz des geschüttelten und nicht gerührten Martinis? Er braucht kaum Schlaf, steht ohne Kater auf, sieht perfekt aus, ist ausgeglichen, kultiviert und stets wohlerzogen. Er vermittelt das klare Bild: Alkoholiker sind die anderen. Die Schwachen. Die, die er besiegt.

Die James-Bond-Sieger-Mentalität trifft in keiner Weise auf mich zu. Die Diskrepanz zwischen 007 und mir könnte größer nicht sein. Während des Films wird mir plötzlich klar, dass ich genug habe: genug davon, meine Lebensfreude von diesem Zeug abhängig zu machen. Genug davon, ständig voll und dann verkatert zu sein. Seit ich die 30 überschritten habe, wirft mich der Kater länger aus dem Rennen, als vertretbar wäre. Die Freuden gleichen die Leiden nicht mehr aus. Wie James Bond das macht, ist mir ein Rätsel – ach ja: Den gibt es ja nur im Film!

Apropos Film. Ich habe auch genug von Filmrissen. Genug, nicht ich zu sein. Genug davon, mit Frauen im Bett zu landen, die ich nicht mag. Genug davon, nicht mit Frauen im Bett zu landen, die ich mag. Genug davon, ein Partymensch zu sein. Ich habe genug davon, genug zu haben. Genug davon, besoffen mit Leuten Stress zu haben. James Bond hat zwar auch permanent Stress. Aber er ist nun mal im Auftrag der Queen unterwegs und muss die Welt retten. Ich habe im Leben noch nie einen ernst zu nehmenden Auftrag gehabt.

Der dritte und entscheidende Moment ereignete sich wenige Wochen darauf – und kam aus dem Nichts. Ich hatte mal wieder einen Totalabsturz hinter mir und war mit einer Frau im Bett gelandet, die drei Brustwarzen hatte, insgesamt höchst abstoßend aussah und noch schlimmer roch. Bevor es richtig zur Sache ging, kam ich zur Besinnung und erklärte höflich, dass ich einen Fehler gemacht hätte, zog mich an und torkelte quer durch die Stadt nach Hause. Ich ekelte mich vor mir selbst, wollte kein Taxi nehmen, sondern durch den Marsch ein bisschen klarer werden. Als ich zu Hause ankam, versuchte ich, mich nüchtern zu duschen, putzte mir die Zähne und schaute dabei lange in den Badezimmerspiegel: »Wer sind Sie?«, hätte ich fast gefragt. Diese Person war nicht ich. Leider war es auch nicht James Bond, sondern ein Fremder, der sich da in mein Badezimmer geschlichen hatte. Im Spiegel betrachtete ich mein gealtertes, süchtiges Selbst. Ein Selbst, von dem ich genug hatte und das ich nicht mehr sein wollte. Auf einmal war ich vollkommen nüchtern, und es war glasklar: Mein Leben musste sich jetzt endlich ändern.

Der Alkoholtest, die *James Bond*-Erkenntnis, der Blick in den Spiegel verwoben sich zu der Idee: ein Jahr lang kein Alkohol! Für meine Leber bedeutet das: 365 Tage Urlaub. Sie hat sich das verdient – und ich oder die Person im Spiegel auch. Ich erfinde mich einfach neu.

Also presche ich voran und lege als Erster – und Einziger in meinem Umfeld – ein Päuschen ein. Wenn James Bond die

Welt retten kann, dann kann ich doch wenigstens mich selbst retten!

Ein rauschfreies Jahr – die erste durchaus naheliegende Frage drängt sich auf: Hält man das überhaupt aus?

Ich habe Angst.

ERSTES QUARTAL

RAUSCHANGRIFF

VOLL IM LEBEN

Manchmal muss es eben ein Buch sein

Mein Jahr ohne Alkohol beginnt in der Ferne: Ich wache auf und brauche mehrere Sekunden, um herauszufinden, wo ich eigentlich bin. Dann dämmert es – im wahrsten Sinne. Ein Morgenschimmer breitet sich über die Welt und dringt durch das winzige Fenster. Ich liege in einer kleinen Kammer neben einem Kloster am Fuße des Sinai. Neben mir mein Bruder. Sein Schnarchen hat mich geweckt. Es ist Neujahr und ich bin zum ersten Mal in meinem erwachsenen Leben am 1. Januar nicht verkatert. Dies liegt aber nicht an meinem Vorsatz, sondern daran, dass wir uns vorgestern so besoffen hatten, dass wir gestern, an Silvester, zu nichts mehr in der Lage waren. Immerhin beginne ich somit das Jahr tatsächlich nüchtern und nicht nüchtern-werdend.

Es muss kurz nach sechs Uhr früh sein. Draußen ist es schon so warm, dass ich mich in Shorts auf eine kleine Holzbank setze und zu den Bergen hinaufschaue. Die Stille ist vollkommen. In meinen Ohren piept's – wie immer, wenn es leise ist. Die Luft ist klar und frisch. Meine Stimmung ist fast euphorisch, weil ich weiß, dass dieses Jahr anders sein wird als alle Jahre seit der Pubertät.

Mein Leben war bisher eine mittlere Katastrophe mit knappen, grellen Highlights, die sich über die Schatten legten. Als wollten die lichten Momente der Ekstase und Erfolge die Dunkelheit übertünchen. Hätte mich jemand gefragt, ob ich glücklich sei, hätte ich immer mit »Ja« geantwortet. Vor allem wollte ich der coole Troublemaker sein, unangepasst leben und mein Ding machen. Glücklich – das weiß ich heute – war ich dabei noch nicht mal halb. Ein Drittel glücklich vielleicht. Mehr nicht. Und das reicht nicht für ein ganzes Leben.

James Bond ist auch nicht immer glücklich; bei ihm läuft eine ganze Menge schief. Doch am Ende gewinnt er. Immer. Und genau das Gefühl fehlt mir. Seit Jahren leide ich sporadisch unter seltsamen Angststörungen, manchmal schwappen Selbstmordgedanken durch mein Unterbewusstsein, ohne dass ich wüsste, woher sie kommen – ich ignoriere sie einfach.

Grob geschätzt, habe ich mehr als 100 Badewannen voll Bier getrunken, 300 Waschbecken Wein, 70 Kühlschränke Sekt, acht Kellerregale Rum, Whiskey, Schnaps und was es sonst noch an Hochprozentigem gibt. Ich hätte nie gedacht, dass ich 30 Jahre alt werden würde; so intensiv und exzessiv war mein Lebensstil. Ich habe einen Heuschober voll Gras durch meine Lungen gezogen, LSD, Speed und Koks ausprobiert. Und damit war ich noch nicht einmal der Schlimmste in meinem Umfeld. Sondern nur einer von vielen. Außerdem habe ich eine Beziehung nach der anderen verschlissen, Menschen verprellt und Jobs versiebt. Nicht wegen des Saufens – eher wegen Unstetigkeit, Überheblichkeit, Nonkonformität.

Inzwischen habe ich meine eigene Medienproduktionsfirma gegründet und drei Mitarbeiter eingestellt, die ich, bei schlechter Auftragslage, an den NDR vermiete. So etwas nennt man woanders Menschenhandel – aber ich werde mich bemühen, ein guter Sklaventreiber zu sein. Zum ersten Mal in meinem Leben trage ich wahrhaftig Verantwortung – noch etwas, das ohne Alkohol vermutlich besser geht. Es wäre unerträglich, drei Menschen mit insgesamt vier Kindern eines Tages auf die Straße setzen zu müssen. Bei mir arbeiten ein Cutter, ein Kameramann und ein Toningenieur; sie vertrauen mir – seltsamerweise. Gesoffen haben alle schon mit mir.

Vor Jahren, als ich noch Reporter bei SAT.1 war, bekamen wir einen neuen Kollegen. Der Typ trank keinen Alkohol. Wie wir ihn verachteten! Verspotteten! Was für ein Langweiler! Ich habe ihn nie näher kennengelernt, ihm nie eine Chance gegeben. Auch seinen Namen habe ich vergessen. Einer, der nicht trinkt, hatte mit mir und meiner Medienwelt nichts zu tun. Er wurde von uns abgestempelt wie ein Fahnenflüchtiger, verließ nach einem Jahr den Laden und ging zum ZDF. Da wird meines Wissens allerdings nicht weniger gesoffen als bei den Privaten. Was wohl aus dem Typen geworden ist? Fand er uns genauso seltsam wie wir ihn?

Jetzt werde ich also selbst zu einem solchen Langweiler; einem, der das alles nicht mehr mitmacht. Einer, der Alkoholfreies trinkt. Dass ich nicht für immer, sondern nur für ein Jahr verzichten will, liegt daran, dass ich mir ein ganzes Leben ohne Alkohol einfach nicht vorstellen kann. Alkohol gehört zu sehr in unsere Gesellschaft und in mein Leben. Für immer ohne – das ist nicht denkbar. Nie mehr betrunken auf Partys gehen? Nie mehr an Weihnachten zuprosten? Nie mehr besoffen Sex haben? Nein – das geht nicht. Ein Jahr ist das absolute Maximum!

Meinen Freunden und den engsten Kollegen habe ich von meinem Plan erzählt. Fast alle zogen bewundernd die Stirn in Falten und hielten mein Ansinnen für ehrenhaft, aber unerfüllbar.

»Überleg mal, wie oft du Nein sagen musst!«, sagte ein Freund. »Auf Familienfeiern, bei jeder Einladung, beim Fußballgucken, nach dem Sport, an Silvester, Karneval, Geburtstagen, Klassentreffen, Ausflügen, Arbeitsterminen, Weinfesten – die Liste hört gar nicht mehr auf. Wie soll das gehen?«

Ich zuckte die Achseln. »Muss halt«, antwortete ich etwas eingeschüchtert.

Ein anderer fragte: »Warum willst du das machen?«

Ich so: »Och, ich mag Selbstversuche. Ist doch auch spannend, mal zu sehen, wie es ohne ist. Oder? Ich habe es vor zehn Jahren ja auch geschafft, am 1. Januar mit dem Rauchen aufzuhören, und es war eine der besten Entscheidungen meines Lebens. So ähnlich darf es gerne mit dem Alkohol laufen.«

»Du weißt,« sagte er, »dass nur Leute, die ein Alkoholproblem haben, Alkoholpausen einlegen, oder?« Blöd, dass Journalisten immer so schlaue Fragen stellen. Auf die Schnelle fiel mir kein Gegenargument ein. »Es hören ja auch nur Raucher auf zu rauchen. Und nur Dicke machen eine Diät.«

Ich nickte. »Vielleicht bin ich jemand mit einem kleinen Problem. Ein bisschen dick – um im Bild zu bleiben.«

»Ein bisschen«, sagte er spöttisch. »Mindestens ein bisschen.« Was sollte das heißen? Wollte er mir sagen, dass ich ein Alkoholproblem habe? Ich traute mich nicht nachzufragen. Alkoholprobleme sind immer noch ein Tabuthema – wer spricht Säufer schon direkt auf ihr Problem an? Wusste mein Umfeld, dass ich zu viel soff, und keiner sagte es mir? Ich hatte noch nie den Führerschein verloren, lebe nicht unter einer Brücke und war in meinem Berufsleben halbwegs erfolgreich. Unter einem Alkoholiker verstehe ich etwas anderes. Was ist überhaupt ein Alki? Und wer definiert das?

»Alkohol ist für Feiglinge – wer richtig cool ist, zieht sich die Realität rein«, habe ich irgendwo gelesen. 365 Tage nüchtern zu bleiben ist jetzt mein Ziel, ohne zu wissen, was mich erwartet. Dass dieser simple Verzicht meinem Leben einen neuen Anstrich geben könnte, ist einkalkuliert. Und so sitze ich an meinem ersten nüchternen Tag auf dieser Bank am Sinai und denke an vorgestern – an mein vorerst letztes Besäufnis. Am 30. Dezember begannen mein jüngerer Bruder und ich schon am Nachmittag in einer zugigen Bar am Roten Meer, uns gezielt zu besaufen. Für mich war es der bewusste Abschied von einer Epoche.

Wir tranken jeder mehrere Liter Bier und eine ganze Menge Longdrinks. Dazu zogen wir unzählige Wasserpfeifen durch. Natürlich rauchten wir auch ein paar Tüten. Es war schwierig, bei dem Wind Joints zu bauen und das Gras nicht an den Sand oder das Rote Meer zu verlieren. Fürs Kiffen war immer ich zuständig. Fürs Saufen mein Bruder. Ich kann Joints rollen, die perfekt und faltenfrei und luftig sind. Er kann guten von schlechtem Hochprozentigen unterscheiden, achtet stets darauf, dass Gläser nie leer werden, und gibt Kellnern das Gefühl, einen anerkannten und edlen Job zu verrichten.

Als die beiden Monde über Jordanien auf der anderen Seite des Roten Meeres erschienen, waren wir glücklich. Überbordend glücklich. Der Wind hatte mit dem Sonnenuntergang nachgelassen. Es wehte ein Hauch aus tausendundeiner Nacht über unsere Köpfe. Die Sterne bildeten ein Zelt, und wir wussten, dass unser Leben das größte Geschenk in diesem überwältigenden, unbegreiflichen Universum war. Ich schaute meinen Bruder an. Er lächelte mit einem Mundwinkel. Nicht, weil er cool sein wollte, sondern weil er das Wunder auch nicht begreifen konnte. Besoffen erst recht nicht. Unsere Liebe zum Leben wurde erst durch die Trunkenheit voll aktiviert. Romantiker würden es eine Liebesgeschichte nennen. Zyniker auch.

Alle Sorgen waren verschwunden, Ängste und Unsicherheiten gibt es in diesem Zustand nicht. Und da wir so grandios in Form waren, erlebten wir für einen Augenblick ein Gefühl der Unendlichkeit. Unsterblichkeit. Einen Moment des reinen Lebens in diesem uralten Ägypten mit seiner antiken Welt und dem aquariumgleichen Meer. Durch diese kurzen, totalen Momente des Rauschs konnte ich etwas erfahren, das man vielleicht Göttlichkeit nennen könnte.

Danach kippte alles. Das Gefühl des uneingeschränkten Glücks war ein letztes Aufflackern, bevor der Rausch zuschlug und alles vernebelte. Das Glück, die Freude und die Unsterblichkeit verschwanden hinter einem Vorhang und tauchten erst einmal nicht wieder auf.

Am nächsten Morgen saßen wir verkatert und apathisch in der letzten Reihe eines röhrenden Busses und sahen Felsen, Wüste und Staub an uns vorbeiziehen. Mir war fürchterlich schlecht. Außerdem litt ich unter eben erwähnten Angstzuständen. Ich musste ständig meinen Puls kontrollieren, testen, ob mein Herz noch schlug. Seit vor Jahren beim Basketballspielen einer meiner Mitspieler tot umgekippt war, habe ich eine Herzphobie entwickelt – aber eben nur in verkatertem Zustand. Darüber gesprochen habe ich bisher mit keinem Menschen. Über so etwas spricht man nicht.

Nach fünf oder sechs Stunden Busfahrt erreichten wir ein Kloster am Fuße des Sinai, auf dem Moses die zehn Gebote empfangen hatte. Gegen welches der zehn hatte ich verstoßen, dass es mir an diesem Tag so schlecht ging? Auf jeden Fall gegen das erste: Du sollst keine Götter haben neben mir. An bestimmten Abenden war der Rausch mein Gott.

Mein Bruder und ich bezogen ein kleines Zimmer in einem schäbigen Gebäude ein paar Hundert Meter vom Kloster entfernt. Trotz unseres Katers wollten wir unbedingt noch den heiligen Berg besteigen. Ich war Mitte der Neunziger schon einmal hier gewesen. Damals war ich fast alleine in der Geröllwüste unterwegs. Jetzt teilte ich mir den neu planierten Weg mit meinem Bruder und hunderten Russen. Die Frauen trugen teilweise Stöckelschuhe.

Nach einer Stunde verkrampften sich meine Gedärme. Ich bekam eine entsetzliche Durchfallattacke und schaffte es in letzter Sekunde, mich hinter einem Geröllhaufen zu verstecken, um den Blicken der pilgernden Russen zu entkommen. Ich bekam einen Schweißausbruch, meine Beine zitterten. Doch ging es mir danach endlich besser. Vor allem waren die Angstattacken nach meiner Entleerung verschwunden.

Nach knapp drei Stunden standen wir auf dem Gipfel des Sinai und schauten über eine karge Wüstenlandschaft. Mir stand kalter Schweiß auf der Stirn. Hier gab es nichts mehr zu empfangen. Keine Gebote. Keine Weisheit und keine Einsichten. Moses konnte uns mal. Auf der Rückseite stiegen wir wieder ab. Über Tausende von Stufen, die ein Mönch im Laufe von siebzig Jahren in den Berg gehauen haben und nach Vollendung der letzten Stufe gestorben sein soll.

Unten angekommen, war mein Kater verschwunden. Fast hätte ich schon wieder Bier trinken können. Doch gab es hier zum Glück keinen Alkohol zu kaufen. In der Klosterkapelle setzte ich mich auf einen Schemel und ließ die Atmosphäre auf mich wirken. Etwas Heiliges lag in der Luft, etwas, das ich nicht greifen konnte und doch spürte. In diesem heiligen steinernen Tempel aus dem sechsten Jahrhundert, diesem uralten Ort, schwor ich mir, das Vorhaben »Ein Jahr ohne Alkohol« durchzuziehen – komme, was wolle.

Danach sind mein Bruder und ich völlig erschöpft ins Bett gefallen und erst am Neujahrsmorgen wieder aufgewacht.

»Frohes Neues«, sage ich zu meinem Bruder, als er sich zu mir setzt. Er gibt mir einen Kuss auf die Wange und lächelt.

»Wir haben Silvester verpennt«, sagt er. »Zum ersten Mal.«

»Mit klarem Kopf aufzuwachen hat auch was.« Er nickt.

Wir packen unsere Rucksäcke, wandern ins nächste Dorf, frühstücken gestampfte Foulbohnen mit Fladenbrot und trampen anschließend nach Kairo. Die Tage fliegen dahin. Alkohol spielt seltsamerweise überhaupt keine Rolle mehr. Er passt nicht in diese muslimisch-wuselige Welt. Wir schlafen in Herbergen, essen an Straßenständen, sitzen in Cafés, trinken Tee in Spelunken, saugen die orientalischen Gesänge auf, die lauten Gebete, Korangebrüll. Die Stadt mit ihren 25 Millionen Menschen und 4000 Moscheen ist ein einziger Rausch.

Ein paar Tage später sitze ich zu Hause in Kiel, mein Bruder in Lübeck, und die Erinnerung an diesen abenteuerlichen Urlaub lässt in mir eine Sehnsucht hochkommen, die mich zum Kühlschrank zieht, in dem sich zum Glück kein Bier befindet. Ansonsten hätte ich mein Vorhaben schon am 7. Januar gebrochen.

Wie soll ich je ein Jahr ohne Alkohol durchhalten? Körperlich fehlt er mir nicht. Es ist eine rein geistige Abhängigkeit – ach was: Lust. Mir fällt auf, wie häufig ich an Alkohol denke. Wie ich mir Möglichkeiten ausmale, mich zu besaufen. Ist das auch schon Abhängigkeit?

Wie wird sich mein Leben wohl verändern, wenn ich Zeit, Geld und Energie in diesem Jahr nicht in Flüssiges investiere?

Meine Mitarbeiter begrüßen mich mit »Du siehst aber erholt aus!«, und so fühle ich mich auch. Mittlerweile habe ich seit zehn Tagen keinen Schluck getrunken. Das kam zwar schon häufiger in meinem Leben vor – der Unterschied ist dieses Mal, dass ich weiß: Daran wird sich erst mal nichts ändern. Somit bleiben die Vorfreude und die damit verbundene innere Unruhe aus. Ich fühle mich insgesamt ausgeglichener. Macht sich das Nüchternsein jetzt schon bemerkbar?

Mir ist ein bisschen mulmig. Meine Firma produziert Werbefilme oder überträgt Live-Events. Im Winter haben wir eher weniger zu tun, weshalb ich im Moment ziemlich viel Zeit habe und anfange, zum Thema Alkohol zu recherchieren. Sofort stoße ich auf einen Artikel, in dem der Deutsche Brauer-Bund »hoch die Tassen« ruft, weil die Deutschen wieder mehr Bier trinken. 107 Liter pro Kopf – dazu gratulieren Lobbyisten und Politiker aus der ganzen Republik. Dann entdecke ich das *Jahrbuch Sucht* der Deutschen Hauptstelle für Suchtfragen. Schon auf der ersten Seite sprechen die Autoren davon, dass die »alkoholbedingten Probleme nach wie vor eine nationale Katastrophe« seien. Sie schreiben von einem »unakzeptablen Drama«. 74.000 Menschen sterben jedes Jahr an der Sauferei – und das sind lediglich die Menschen, die an Leberzirrhose oder dem Alkoholabhängigkeitssyndrom sterben. Krankheiten wie Krebs, Schlaganfälle oder Herzinfarkte, die durch Alkohol ausgelöst werden können, fließen nicht in die Statistik ein. Kann man also davon ausgehen, dass Hunderttausende jedes Jahr am Suff sterben? Fast eine halbe Million Menschen mussten im vergangenen Jahr wegen psychischer Störungen durch Alkohol behandelt werden. Das Zeug kann mehr als 200 Krankheiten und Symptome auslösen. Da habe ich bisher ja noch Glück gehabt.

Ich blättere weiter und stoße auf die Statistik-Hölle: Zehn Millionen Deutsche konsumieren Alkohol in riskantem Maße. Zehn Millionen? Allein in Deutschland? Ich brauche eine Pause und mache mir einen Kaffee. Kann es sein, dass ich die ersten Flocken vom Gipfel eines Eisbergs puste?

Mein Büro liegt in einer Altbauwohnung mitten in Kiel. In den anderen Zimmern sitzen weitere Medienschaffende – Freiberufler wie ich mit kleinen Firmen, die manchmal auch zu wenige Aufträge haben. In der Teeküche sitzt Chris, Pro7-Reporter und heller Kopf.

»Wie viel Alkohol trinkst du so in der Woche«, frage ich ihn.

»Das kommt drauf an«, sagt er. »Und warum willst du das wissen?«

Ich erzähle ihm von den Zahlen, auf die ich gerade gestoßen bin.

»Ich besaufe mich echt selten. Vielleicht ein- oder zweimal im Jahr. Sonst lasse ich es eher ruhig angehen.« Chris hat Frau und Kinder. Vielleicht kann er deshalb nicht so Gas geben wie ich.

»Wenn du dir Freunde und Kollegen anguckst, würdest du sagen, dass jeder sechste von denen zu viel säuft?« Chris überlegt keine Sekunde.

»Mindestens«, sagt er und lacht.

Offenbar ist das Problem allgemein bekannt, wird aber nicht als solches wahrgenommen. Wie kann das sein? Oder spinne ich und steigere mich hier in etwas hinein, nur weil ich seit Kurzem nüchtern bin und jetzt den Moralapostel spielen kann? Ich war zu lange der Saulus, um die Rolle innerhalb von einer Woche abzulegen. Schauen wir mal, ob ich in 365 Tagen zu Paulus werde.

Das *Jahrbuch Sucht* liest sich weiterhin, als läge das halbe Land breit darnieder: 22.000 Kinder und Jugendliche wurden 2015 im Vollrausch ins Krankenhaus eingeliefert. Alkohol raubt uns Europäern zehn Millionen Lebensjahre. Jeder Deutsche trinkt mehr als hundert Liter Bier im Jahr. In Westeuropa sind wir ungeschlagen – ein »Hochkonsumland«. Wer mehr als zwei Bier oder zwei Gläser Wein am Tag trinkt, gilt schon als »Risiko-Konsument«. Was war ich dann? Und meine Freunde, meine Familie, die Kollegen? Was ist die Steigerung von Risiko? Gefahr, Lebensgefahr, Todesgefahr?

Ich höre auf zu lesen – noch bin ich nicht so weit, den Alkohol komplett zu verteufeln.

Auf meinem Handy poppt eine Nachricht auf – »Eltern« steht auf dem Display. Wir haben eine Kruse-Gruppe, in der meine Eltern, Brüder, die Partnerinnen, Nichten und Neffen Neuigkeiten posten, damit die Familie weiß, wie es jedem geht und wo er gerade ist.

»Wir sind wieder zu Hause und mit Abendbrot, Rotwein und Gin Tonic lassen wir den schönen Urlaub ausklingen«, schreibt mein Vater.

»Das ist schön«, schreibt mein kleiner Bruder, »Abendbrot ohne Gin Tonic ist auch nur halber Spaß«, mein anderer.

Ich bin mir nicht mehr sicher, ob das alles wirklich mit Spaß zu tun hat. Zehn Millionen Säufer in unserem Land – und meine Familie mittendrin? Das kann nicht sein! Bei uns ist doch alles in Ordnung! Wer malt schwarz, und wo beginnt das Problem? Oder muss ich die Frage umdrehen? Anstatt: »Was ist so schlimm am Alkohol?«, besser die Frage stellen: »Was ist eigentlich so geil an dem Zeug?«

Mein erster nüchterner Monat neigt sich dem Ende entgegen. Die Tage sind unendlich lang, weil ich sie nicht mehr an die Nacht verliere. Schon morgens um sechs Uhr bin ich hellwach und schlafe abends um halb elf ein. Anfangs hatte ich leichte Probleme, doch jetzt schlafe ich wie ein Baby. In meiner Partyzeit schlief ich unruhiger und wachte häufig gerädert mitten in der Nacht auf. Jetzt freue ich mich meist auf den nächsten Tag – auch wenn ich überhaupt nicht weiß, was ich mit ihm anfangen soll. Aber immerhin sind es Tage ohne schlechtes Gewissen, ohne Kater und Kopfschmerzen. Tage, die fast immer mit einer klaren und glücklichen Morgenstimmung beginnen, die ich fast vergessen hatte.

Ich habe keine Lust mehr, abends wegzugehen, weil ein Abend ohne Alkohol so spaßig ist wie ein Joint ohne Marihuana. Auch darauf verzichte ich übrigens – wenn schon nüchtern, dann komplett. Auch am Wochenende bleibe ich lieber zu Hause, lese, stöbere im Internet und ziehe mich ein bisschen zurück aus der Welt.

Verschwunden ist die Lust am Trinken keineswegs. Es ist auch nicht so, dass ich zitternd und schweißgebadet auf dem Boden sitze, gereizt und aggressiv bin oder Schränke und Schubladen nach dem rettenden Tropfen durchsuche. Es ist eher das eigene Misstrauen, das mich lieber nicht ausgehen lässt. Ich kenne mich – und mein ausgeprägtes soziales Wesen. Wenn jemand weint, weine ich mit. Wenn jemand lacht, lache ich mit. Und wenn jemand trinkt – trinke ich mit. Ich schütze mich vor mir selbst, weil ich genau weiß, wie schnell ich schwach werde. Aufhören genügt nicht – ich darf gar nicht erst in Versuchung kommen. Zumindest jetzt noch nicht. Deswegen verabrede ich mich nicht, sondern verbringe mehr Zeit im Bett als vorher verkatert.

Alkohol spielte zu lange eine tragende Rolle in meinem Leben, als dass ich jetzt arglos das Leben weiterführen wollte, das ich vorher gelebt habe. Im Moment fühlt es sich an, als hätte ich alles auf links gedreht. Als müsste ich mit links schreiben, auf der linken Seite Auto fahren, mit links die Zähne putzen und mir sogar mit links den Hintern abwischen. Es fühlt sich alles vollkommen ungewohnt an; gleichzeitig scheint sich die rechte Hälfte meines Körpers von einer völligen Überforderung und Beanspruchung zu erholen und sendet Signale der Entspannung und Genesung aus.

Aber wenn ich einmal wieder mit rechts die Zähne putzen würde, wären die Bemühungen der Umstellung sofort begraben, und die alten Muster würden erneut greifen.

Am letzten Samstag des Monats muss ich dann doch das Haus verlassen. Freunde feiern Kindergeburtstag. Ihr Ältester wird fünf. Seit Neujahr hat sich keiner meiner (Sauf-)Freunde bei mir gemeldet – er ist der Erste und Einzige. Deswegen, und da ich selbst keine Kinder habe, sie aber über alles liebe, sage ich zu.

Im Garten toben mindestens zehn Kinder. Die Erwachsenen stehen ein bisschen steif um ein Lagerfeuer herum und wärmen sich am Glühwein. Ich trinke den Kindern ihren Kinderpunsch weg, aber das kriegen die Eltern gar nicht mit. Um keinen Small Talk führen zu müssen, spiele ich erst einmal mit den Jungs Fußball. Als ich einem zuschauenden Mädchen aus Versehen den Kinderpunsch aus der Hand schieße und das Geheule losgeht, verziehe ich mich lieber vom Spielfeld und mische mich doch unter die Erwachsenen.

Ich merke, dass ich weniger verkrampft bin, als ich befürchtet hatte – und weniger angespannt als die meisten mit Glühwein. Vielleicht blühe ich auch ein bisschen auf, weil ich so lange nicht unter Menschen war. Da ich ein eher extrovertierter Typ bin, gewinne ich in Gesellschaft Energie. Ich erzähle vom Ägyptenurlaub, meinem letzten Filmprojekt und dass es mir im Moment gut gehe.

»Du machst auch einen ausgeglichenen Eindruck«, sagt der Freund, der die Party veranstaltet. Ich habe ihm nichts von meinem alkfreien Jahr erzählt. Irgendwann fällt mir auf, dass sich niemand mehr nachfüllt. Schmeckt der Glühwein so schlecht? Ich hätte mittlerweile mindestens schon drei intus gehabt. Aber hier und jetzt halten sich alle zurück. Wie kommt das? Ist das der Unterschied zwischen Vieltrinkern und Normaltrinkern? Die Kinder drehen immer mehr auf. Sie toben und lachen so ausgelassen, dass die Erwachsenen kopfschüttelnd zuschauen oder ermahnen und dann wieder in ihre klebrigen Tassen starren. Wann haben wir Erwachsenen unsere Fähigkeit des Ausgelassenseins verloren? Wann fingen wir an, uns zu zügeln und zu bändigen? Und warum lassen wir Kinder nicht einfach toben, bis sie nicht mehr können? Was ist bloß passiert, dass wir so öde geworden sind? Warum können wir nur noch unter Alkohol so richtig aufdrehen? Oder manche selbst mit Alkohol nicht mehr?

Als die meisten Kinder heulen und die Eltern nach Hause wollen, entscheide auch ich, die Party zu verlassen. Es war besser, als ich erwartet hatte. Ich war klarer – nüchterner – und ausgeglichener als früher. Vielleicht habe ich sogar ein bisschen geduldiger und länger zugehört. Was allerdings noch längst nicht heißt, dass ich die Gespräche der Erwachsenen erbaulich und interessant fand.

Jetzt mache ich die Augen zu; ein bisschen stolz, dass ich diesen Monat so problemlos geschafft habe.

FAZIT NACH EINEM MONAT

1. Alkohol ist – oder war – für mich ohne Zweifel eine gesellschaftliche Krücke. Und damit habe ich jeden Schluck gerechtfertigt.

2. Keinen Alkohol zu trinken ist gar nicht so schwer. Viel schwerer ist es, ohne Alkohol unter Leute zu gehen. Ich nehme mir vor, öfter Spaß zu haben, obwohl ich nichts trinke. Das ist vermutlich ein weiter Weg, aber ich werde ihn gehen.

3. Schon nach einem Monat fühle ich mich emotional ausgeglichener als zuvor. Diese seltsamen Angstattacken sind verschwunden, und Selbstmordgedanken kommen mir wie eine Lüge aus der Vergangenheit vor.

4. Laut *Jahrbuch Sucht* hat jeder sechste Deutsche ein Alkoholproblem. Unser ganzes Land scheint vom Alkohol infiltriert zu sein. Praktisch alle trinken mehr oder weniger regelmäßig. Und ein großer Teil kann damit offensichtlich nicht vernünftig umgehen. Ich bin also nicht der Einzige. Aber ich scheine der Einzige zu sein, den das stört.

FEIERABEND

Wie das Buch, so der Autor. Lippisch-herb

Heute Morgen bin ich aufgewacht, es ist der 1. Februar, und ich fühle mich gut. Richtig gut. Seltsam erleichtert und befreit. Woher kommt dieses Gefühl? Wovon habe ich mich befreit? Meine Nacht war unruhig und voller Träume. Und plötzlich wird es mir klar: Ich habe kein schlechtes Gewissen mehr.

Es waberte sonst im Hintergrund und wurde von Halbwahrheiten übertönt. Es blieb permanent unterdrückt, weil ich so tat, als ob alles in Ordnung wäre. Ich erinnere mich an eine Zeit, in der ich permanent gelogen habe – wie eine schlechte Angewohnheit. Mit jeder Lüge verlor ich den Kontakt zu meinem wahren Selbst und log noch mehr. Meine damalige Freundin belog ich mit den lächerlichsten Kleinigkeiten, nur um zu beweisen, dass Lügen keine Konsequenzen haben.

Trinken half mir, mich in einem Licht darzustellen, in dem ich mich gerne sonnte. Alkohol holte mich aus dem Schatten. Besoffen gab ich mich stark und großmäulig, dominant und überlegen. Ich soff so lange und so viel, bis ich auch nüchtern glaubte, so zu sein, wie ich mich besoffen gab. Ich war niemand, der Probleme verdrängte und deshalb soff. Ich war jemand, der sich selbst so sehr betrog, dass er glaubte, alle Probleme dieser Welt lösen zu können. Die Sauferei machte mich größenwahnsinnig. Und weil ich so sehr an meine angesoffene Stärke glaubte, nahmen mir andere diese manchmal auch ab. Mir flogen hübsche Frauen zu, gute Jobs, ich lernte ständig interessante, häufig prominente Menschen kennen und geriet mit traumwandlerischer Sicherheit in so außergewöhnliche Situationen, dass jeder sagte: »Das kann nur dir passieren«. Das nahm ich als Beweis, dass ich ein geileres Leben führte als alle anderen.

Wo stünde ich heute, hätte ich nie einen Tropfen angerührt? Wo wäre ich, wenn ich nicht 20.000 Stunden in Kneipen und auf Partys oder trinkend in Restaurants verbracht hätte, umgerechnet 833 Tage oder 2,28 Jahre. Was hätte ich mir für das versoffene Geld gekauft? Ein Appartement, drei Sportwagen, mehrere Weltreisen oder fünf Jahre Urlaub? Hätte ich eine sehr viel höhere Lebenserwartung, ein Leben voller Sinn und tiefergehende Freundschaften und Beziehungen? Hätte ich ohne Alkohol vielleicht sogar eine richtige Familie und Kinder und einen Hund? Würde ich mich weniger jugendlich fühlen? Endlich wirklich erwachsen geworden sein? Wäre ich ordentlicher, gründlicher, zuverlässiger? Wie hätte ich ohne Alkohol Liebeskummer überlebt? Wie die Millionen Situationen, in denen ich mich unwohl gefühlt habe? Wie die Familienfeiern mit den verkorksten Sippen meiner Ex-Freundinnen? Oder hätte ich ohne Alkohol gar keine Ex-Freundinnen? Ich bin betrunken mit den schönsten Frauen ins Bett gegangen und neben den hässlichsten aufgewacht. Ich habe Bänderrisse, Knochenbrüche und ein bisschen zu tiefe Falten in meinem Gesicht davongetragen.

Liebeskummer kommt mir nüchtern unerträglich vor, Hochzeiten, Beerdigungen und erste Dates ebenso. Bestimmt hätte ich weitaus weniger Drama in meinem Leben gehabt, weniger Liebeserklärungen formuliert und weniger Fausthiebe verteilen und einstecken müssen. Mein Leben wäre wahnsinnig langweilig und normal gewesen. Ohne Alkohol hätte mich mein Leben meist überfordert – zu viele Menschen, die an einem zerren, meine Eltern und Brüder, denen ich es nie recht machen kann, die Arbeit, die nie so läuft, wie ich das will.

Erst dank des Alkohols konnte ich das alles halbwegs ertragen. Und so geht es den meisten Menschen in meinem Umfeld. Ohne das Zeug ist das Leben – ernüchternd. Aber das weiß ich erst jetzt, wo ich selbst so nüchtern bin. Außerdem hätte ich ohne Alkohol Hunderte von Geschichten nicht erlebt, zum Beispiel die von Edurne, der rassigen Baskin: Wir lernten uns in einer Disko kennen. Nach ein bisschen Getechtel fragte sie mich, ob ich Lust hätte, mit zu ihr nach Hause zu kommen. Leider wohnte sie in einem Studentenwohnheim außerhalb der Stadt. Und da wir beide kein Geld für ein Taxi hatten, mussten wir den Weg zu Fuß zurücklegen – und das, obwohl ich doch so dringend pinkeln musste. Aber ich konnte schlecht vor meiner neuen Eroberung in die Hecke strullen. Also riss ich mich zusammen, bis wir endlich ihr Wohnheim erreicht hatten. Leider befanden sich die Toiletten auf dem Flur. Ich ließ Edurne den Vortritt und wartete in ihrem Zimmer. Als sie nach geschlagenen fünfzehn Minuten immer noch nicht zurück war, hielt ich es nicht mehr aus. Entweder, ich pinkelte mir jetzt in die Hose oder in das Waschbecken. Als die ersten glücklichen Tropfen in die Spüle liefen, kam Edurne vom Klo zurück. Das war's mit meinem baskischen Abenteuer. Ich klemmte den Strahl ab und hetzte zur Türe hinaus. Wir haben uns nie wiedergesehen.

Meinen ersten Alkoholrausch hatte ich mit ungefähr acht Jahren. Während einer Weihnachtsfeier im Tennisclub Rot-Weiß-Detmold entdeckten mein kleiner Bruder und ich Alkohol in pilzförmigen Fläschchen. Natürlich war es uns verboten, Alkohol zu trinken. Aber gerade das machte ihn umso attraktiver und kostbarer. Da die Erwachsenen ihn permanent zu sich nahmen, war uns klar: Das muss richtig gut sein.

Also schraubten wir den Fliegenpilzhut ab und tranken jeder die Hälfte. Natürlich schmeckte das Zeug total ekelhaft. Wir schüttelten uns und gingen mit Unschuldsmiene zurück zu unseren Eltern. Wir setzten uns auf ein Geländer und wunderten uns.

»Sind deine Beine auch so schwer?«, fragte mein Bruder flüsternd. Ich nickte. Mein ganzer Körper fühlte sich an, als würde er nicht mehr zu mir gehören. Mir war ein bisschen schwindelig. Ich war erstaunt, dass so ein bisschen Flüssigkeit einen solchen Effekt auf meinen Körper haben konnte.

Einmal stand ich auf einer Party – ich muss ungefähr 15 Jahre alt gewesen sein, in der Rechten eine Zigarette, in der Linken ein Bier. Ich erinnere mich noch ganz genau an folgenden Gedanken: Die Zigarette glüht wenigstens von alleine zu Ende. Aber das Bier muss ich trinken.

Ich ekelte mich vor beiden. Aber das hätte ich vor den anderen niemals zugeben können. Vor allem, wo es meinem besten Freund Benno doch so gut schmeckte. Er rauchte Kette, trank ein Bier nach dem anderen und schien schon richtig abhängig zu sein. Das wäre ich auch gerne gewesen. Allein schon, damit der Geschmack von Alkohol und Nikotin nicht mehr so eklig, sondern in eine beglückende Sehnsucht übergegangen wäre. So wie in Filmen. Wie in der Erwachsenenwelt.

Eine andere Party poppt aus meinen Erinnerungen hoch: Betti, in die ich so schrecklich verliebt war, sagte: »Der Krischi, der verträgt richtig viel.« Ich wollte auch gerne viel vertragen. Allein, um Betti zu gefallen. Aber ich bekam das Zeug einfach nicht runter. Also tat ich so, als ob ich viel trinken würde und gab mich besoffen. Ich spielte das Spiel so lange, bis ich irgendwann wirklich regelmäßig besoffen war. Es dauerte einige Zeit, bis ich mich an den Geschmack von Bier gewöhnt hatte. Ab meinem siebzehnten Lebensjahr verging kein Wochenende, an dem ich nicht bis zum Anschlag getrunken hätte. Genau wie alle anderen.

Und doch schmeckte es mir nicht. Ich weiß noch, dass wir nach dem Fußballtraining immer in eine Kneipe gegangen sind und Bier getrunken haben. Viel lieber hätte ich eine Apfelschorle bestellt. Aber dann hätte ich als Schwächling dagestanden. Heute frage ich mich, ob es den Jungs aus meiner Mannschaft genauso ging.

Später – als Student – stellte ich fest, dass nur wenige mit mir mithalten konnten. Und diejenigen, die so viel soffen wie ich, mochte ich nicht. Es waren ausnahmslos unangenehme Typen. Dass ich vielleicht auch ein unangenehmer Typ war – auf die Idee kam ich nicht.

Zu dieser Zeit gab es mich doppelt. Nüchtern und nichtnüchtern. Dr. Jekyll and Mr. Hyde. Wobei ich mich frage, ob ich in der nicht-nüchternen Zeit nicht auch nüchtern nicht nüchtern war. Jekyll wusste, dass Hyde zu viel soff und Hyde soff immer mehr, damit Jekyll sich aus seinem Leben verpisste. Schon die Vorstellung an Alkohol berauschte mich. Wenn abends ein großes Fest anstand und ein ordentlicher Rausch auf mich wartete, war ich den ganzen Tag über aufgedreht und hyperaktiv. Stand kein Fest an, malte ich mir aus, wann ich das nächste Mal mit wem wo was und wie trinken könnte. Ich erträumte Urlaube, Feste und Ausflüge, die nur einem Zweck dienten: mich richtig schön zu besaufen – das Ganze gerne garniert mit Drogen. Ich fand das normal. Denn es machten alle so.

Dann begann mein Arbeitsleben in Mainz. Ich soff, sooft es sich anbot, und fiel mit diesem Verhalten nicht im Geringsten auf. Nur in mir hatte sich etwas verändert. Das Leben war nicht mehr so leicht wie früher. Es war mittlerweile zu einem ziemlichen Kampf geworden. Der Job als Reporter, das biedere Mainz, meine komplizierte Freundin. Nur an Saufabenden war ich wieder der, den ich mochte: der Lockere und Souveräne, der, der durch plüschig-sanfte Benebelung schwebt.

Bis zu diesem Test mit Win hätte ich mich nie als Problemtrinker oder gar als Alkoholiker betrachtet. Und mein Umfeld auch nicht. Natürlich wusste ich, dass ich Unmengen trank beziehungsweise trinken konnte. Und dass ich weit über das gesunde Maß hinausschoss. Aber ich hätte jederzeit aufhören können, wenn ich gewollt hätte. Ich wollte aber nicht. Dafür war der Rausch zu schön und das nüchterne Leben zu banal. Ohne Alkohol hätte der ganze Aufriss überhaupt keinen Sinn ergeben.

Körperlich war ich weiterhin ziemlich fit, trieb ein- bis zweimal in der Woche Sport, schaffte es auch nach den schlimmsten Besäufnissen, morgens aufzustehen und zur Arbeit zu fahren. Ich hatte zu Hause gelernt, dass Arbeit die höchste Priorität im Leben besitzt. Hätte das Trinken meine Arbeit gefährdet, wäre Schluss gewesen. Aber es ging. Und irgendwie rechtfertigte die Arbeit die Sauferei. All die Plackerei, die Interviews, die Live-Schalten, die Nächte im Schnitt, die Kritik des Chefs und der Zuschauer, das Ausgeliefertsein im TV in Deutschlands Wohnzimmern – dafür musste ich mich belohnen. Jeder Schluck diente meiner inneren Schadensbegrenzung. Ohne die Belohnung hätte ich mir das alles nie angetan.

Nach meiner Mainzer Zeit zog ich als Reporter und Filmemacher für die Sportsendung *ran* nach München. Es war damals die wichtigste Fußballsendung im deutschen Fernsehen. Auch wenn ich keines der berühmten Gesichter war, so arbeitete ich eng mit diesen zusammen.

Am ersten Donnerstag des Monats fanden die *ran*-Partys statt. Die halbe Münchener Schickeria bettelte um Tickets, um sich in unseren Hallen zudröhnen zu dürfen. *ran*-Reporter waren die Helden in der eitelsten Stadt nördlich der Alpen. Das Geld und der Erfolg waren unsere Fassade. So lange wir erfolgreich und produktiv waren, gab es keinen Grund, unseren Lebensstil zu hinterfragen.

Auf den Partys fühlte ich mich ausufernd lebendig. Wir waren der Gipfel des deutschen Sportjournalismus, ließen uns feiern und bewundern, soffen, wie es sich für so jemanden gehört. Es gab entweder einen Grund zu saufen, weil das Leben so geil war, oder einen, weil das Leben so stressig war. Irgendein Grund fand sich immer.

Ein paar Jahre später war die Kirch-Gruppe pleite, SAT.1 ging unter – *ran* gleich mit –, und ich erfüllte meinen ältesten Traum und zog ans Mittelmeer auf mein eigenes Segelboot. Hier besoff ich mich nicht mehr so gnadenlos. Dafür trank ich jeden Tag ganz schön viel, aber nicht zu viel. Mein Konsumverhalten änderte sich. Die Totalabstürze blieben aus. Ich war Trinker, aber kein Säufer. Einmal reiste ich zurück nach München auf eine Party und sah bestätigt, dass ich bestimmt nicht der Schlimmste von allen war. Noch immer glaubte ich mich im Grünen Bereich.

Da ich nach zwei Jahren auf meinem Boot pleite war, ging ich zurück zu SAT.1, das mittlerweile in Berlin saß, und fand schnell einen neuen Freundeskreis, der vor allem eines mit mir teilte: trinken, kiffen und koksen. Innerhalb eines Jahres hatte ich mir seltsame Angstzustände und Depressionen herangezüchtet. Meine Neurosen blühten so prächtig, dass ich mich manchmal nicht auf die Straße traute, aus Angst, grundlos loszuheulen.

Um dem Berliner Sumpf zu entfliehen, bewarb ich mich beim Norddeutschen Rundfunk. Wie durch ein Wunder stellte mich das öffentlich-rechtliche Haus ein, und ich führte endlich wieder ein halbwegs geregeltes Leben. Aber auch hier traf ich mich mit Leuten, die gerne Alkohol tranken. Ich zog die Party People an wie Scheißhäuser Fliegen. Doch mein allgemeiner Gemütszustand beruhigte sich ein wenig. Ich trank weniger, manchmal sogar wochenlang fast nichts. Es gab keinen Grund, den Alkohol zu hinterfragen, der mir in guten wie in schlechten Zeiten zur Seite stand.

Jetzt, nüchtern und einige Monate später, habe ich mich selbst aus diesem Umfeld gekegelt und verbringe viel Zeit alleine zu Hause oder im Büro. Ich habe noch nie so wenige Menschen getroffen wie in den vergangenen sechs Wochen. Ich bin kein Fußballreporter mehr, kein Weiberheld, kein Hans Dampf. Ich bin Timm Kruse aus Lippe-Detmold. Nobody in den unbedeutenden Weiten Norddeutschlands. Und das Verrückte: Ich fühle mich wohl. Ich bin nicht mehr so gehetzt, so hektisch. Ich komme mir ausgeglichener und besonnener vor, zuverlässiger.

Da ich nie verkatert bin, treibe ich zum ersten Mal seit Jahren regelmäßig Sport, habe keine Ausreden mehr, nicht joggen zu gehen oder eine Radtour zu machen. Auch ernähre ich mich vernünftig – verkatert hatte ich immer die Entschuldigung, Fast Food zu essen, weil es mir ja sowieso schon so schlecht ging. Jetzt scheint sich mein Körperempfinden gesteigert zu haben. Burger, Dönerfleisch oder Currywürste schmecken mir nicht mehr, machen mich schwer und stumpf.

Seit meiner Nüchternheit fehlen die Dramen in meinem Leben. Fast könnte ich es schon langweilig finden. Aber wenn ich an meine wilden Phasen zurückdenke, fällt es mir schwer, mich wieder in diese hineinzuversetzen. War ich das? Der immer behauptete, das Trinken im Griff zu haben und extra wild feierte, um allen zu beweisen, dass es noch heftiger geht, ohne ein Alkoholproblem zu haben? Um mir dann wieder vorzunehmen, so wenig zu trinken wie damals, als ich dachte, ich würde viel trinken.

Wenn man praktisch ohne soziale Kontakte in Norddeutschland wohnt, kaum fern sieht, selten Zeitung liest und kein Facebook-Junky ist, verpasst man alle nicht-lebensentscheidenden Ereignisse wie Wahlen, Kriege, Streiks oder Karneval. Erst als mein Handy klingelt und das jecke Profilbild eines alten Freundes aus Köln erscheint, öffnet sich die Welt außerhalb meiner nüchternen einen Spalt und fällt mit voller Wucht in sie hinein.

»Biste dabei morgen? Komm. Weiberfastnacht ohne dich ist wie Köln ohne Rhein«, ruft, vielmehr lallt der Freund ins Telefon. »Wir treffen uns alle um Punkt zwölf am Friesenplatz im Klein Köln.«

Das Klein Köln ist eine Institution; hier rockte früher das Boxermilieu ganze Wochenenden durch. Irgendwann wurde die Kneipe »Kult« und ist außerhalb der Karnevalszeit Treffpunkt für jugendliche Nicht-Kölner und nostalgische Box-Touristen. Echte Boxer wurden dort seit Jahrzehnten nicht gesichtet.

Karneval wäre der erste große Test in diesem Jahr: Halte ich es überhaupt ohne Alkohol aus? Wie lange halte ich durch? Wie sehr verfalle ich wieder in alte Muster? Da ich im Moment sowieso nichts Besseres zu tun habe, sage ich zu. Genau diese Herausforderung wird meinem Experiment guttun. Außerdem habe ich mir vorgenommen, sozialer zu sein und unter Leute zu gehen. Dass es gleich Weiberfastnacht sein muss, passt in mein Selbstbild: Auch nüchtern bin ich extrem.

Auf dem Dachboden finde ich mein Hula-Hula-Kostüm, packe Schminke, Stöckelschuhe, Strapse und eine alte Zeitung ein, schmeiße alles in mein Wohnmobil und fahre los. Irgendwo am Kölner Stadtrand stelle ich mein Fahrzeug ab, ziehe mich um, male mich komplett schwarz an und steige in die mit brechenden Vollen brechend vollbesetzte S-Bahn.

Der Laden ist dermaßen überfüllt, sodass ich meine Freunde erst mal nicht finden kann, meine Anrufe und Nachrichten bleiben unbeantwortet. Also hole ich mir eine Cola. Von allen Seiten quetschen sich Menschen an mich. Eine klitschnasse Achsel schiebt sich an meiner Nase vorbei. Ein Typ auf Plateauschuhen stöckelt durch die Menge und trägt in jeder Hand ein Tablett mit Getränken.

»Drink doch ene met, stell dich nit esu aan, du stehs he die janze Zick erüm«, grölen alle um mich.

»Zick, zick, zick erüm«, falle ich wie in Trance ein – Automatismen funktionieren also noch. Ich war zu oft an Weiberfastnacht in Köln – kein Lied, das ich nicht auswendig könnte. Ein Mädchen aus meinem »Stamm« kommt auf mich zu (sie ist dunkelhäutig, ich entsprechend angemalt. Eine Ähnlichkeit ist also nicht von der Hand zu weisen). Schwankend prostet sie mir zu und sagt etwas, das ich aber kaum verstehe. Es klingt wie Französisch für Besoffene. Sie sei aus Guadeloupe, wiederholt sie, diesmal in gebrochenem Deutsch mit sehr süßem französischem Akzent – und einer seltsam piepsigen Stimmlage. Meine Verkleidung gefalle ihr, ob ich aus der Karibik käme, will sie wissen und flirtet mich eindeutig an. Betrunken hätte ich ihr jetzt die wildeste Eingeborenengeschichte aller Zeiten aufgetischt. Aber nüchtern bleibt mir nichts anderes übrig, als zu lachen, alkoholfrei mit ihr anzustoßen und sie nach ihrem Namen zu fragen. »Estelle«, antwortet sie. Dann biegt sie sich vor Lachen und quetscht sich zurück in die Menge. Ich sehe noch, wie sie eine Frau küsst und dann für immer verschwindet. Kann es sein, dass Estelle genauso wenig schwarz und weiblich ist wie ich? Hätte ich sie besoffen versucht zu küssen? In diesem Moment bin ich unsagbar froh, nur Cola zu trinken.

Draußen kämpfe ich mich zu einem Kiosk durch, hole mir einen Crêpe und warte auf Nachricht. Um 18 Uhr begebe ich mich noch mal ins Getümmel, versuche ein bisschen mitzuschunkeln und Spaß zu haben – aber es gelingt mir nicht. Ich habe alleine schon wegen meiner Freunde extrem schlechte Laune. Könnte nicht mal einer von denen auf sein Handy gucken? Oder wenigstens bemerken, dass ich nicht anwesend bin?

Um 20 Uhr reicht es mir, ich nehme die S-Bahn zurück zu meinem Wohnmobil, fahre ein paar Kilometer raus aus der Stadt an einen Park und lege mich ins Bett. Kaum habe ich das Licht ausgemacht, klingelt mein Handy.

»Mensch, Timm, wo bleibst du denn?«, fragt der Freund, der mich gestern zu dieser Scheißaktion überredet hat. »Wie, du hast uns nicht gefunden? Wir waren doch die ganze Zeit im Klein Köln und dann im Alcazar. Wie immer. Jetzt wollen wir noch ins Oma Kleinmann. Bis gleich also.« Er legt einfach auf. Was soll ich jetzt machen? Mich noch mal aufraffen? Und dann riskieren, dass ich die Jungs wieder nicht finde? Ob ich jetzt überhaupt schlafen kann? Schließlich verpasse ich ja etwas. Früher wäre ich wieder los. Vielmehr wäre ich gar nicht erst gegangen … Jetzt handle ich vernünftig, denn ich weiß, dass alle dermaßen besoffen sind, dass es sowieso keinen Unterschied mehr macht, ob ich dazustoße oder nicht.

Am nächsten Morgen rufe ich den Freund mehrfach an. Irgendwann geht er endlich ans Telefon. »Nee, sorry, hab'n Kater. Sorry. Nee. Frühstücken eher nicht. Morgen vielleicht.« Ich bin enttäuscht und könnte heulen, dann fahre ich die 500 Kilometer zurück nach Hause.

Zwar bin ich alleine in meiner nüchternen Welt – aber nicht alleine mit meinem Problem. Brad Pitt, Drew Barrymore, Ben Affleck und Johnny Depp haben wohl alle ein Problem mit dem Alkohol. Wenn man bei Google »Liste alkoholkranker Promis« eingibt, tauchen Hunderte bekannter Menschen auf, die mit dem Zeug nicht umgehen können. Die bekanntesten hierzulande sind Harald Juhnke und Jenny Elvers, die schnell öffentlich als Alkis abgestempelt wurden. Doch spiegeln die beiden nicht das wider, was die große Masse an Problemtrinkern ausmacht. Jemand wie ich und mein Umfeld schleppen sich nicht von Entzug zu Entzug, von Rückfall zu Rückfall. Wir trinken die ganze Zeit, aber nie so, dass man uns als Alkis erkennen würde. Wir passen gerade noch in das harmlose Bild des Gernetrinkers. Wir – die vollen Massen in der breiten Breite – funktionieren noch. Also müsste man für uns eine neue Schublade erfinden. Wir leiden unter **A**lkohol-**K**ontroll-**U**nfähigkeit – man könnte das mit **AKU** abkürzen, um uns vom Alki zu unterscheiden. Jenny Elvers und Harald Juhnke geben uns höchstens die Absolution, so weiter zu saufen wie bisher, weil wir ja längst nicht so schlimm sind.

AKUs trifft man überall: im Wartezimmer beim Arzt, nach dem Wartezimmer im Arztzimmer, hinter dem Tresen vor dem Arztzimmer, in Kanzleien und Parlamenten, in Büros, hinterm Steuer, an entscheidenden Hebeln in Kraftwerken, im Tower, auf der Rollbahn, im Zug, im Kindergarten, im Altenheim, in der Schule. Beim Spazierengehen, im Kino, im Supermarkt, beim Friseur, im Café. Jeder Sechste ist ein AKU. Man sieht es dem AKU nur nicht an.

Zum ersten Mal seit dem Studentenleben habe ich mehr Zeit, als mir lieb ist. Während ich am Schreibtisch in meinem Büro in Kiel sitze und auf das Teerpappe-Dach des gegenüberliegenden Supermarkts glotze, klingen die verzerrten Töne einer Quetschkommode zu mir hoch. Seit Jahren steht an der Ecke ein Südost-Europäer und spielt eine erbauliche Melodie nach der anderen. *Kalinka*, *Die Schlümpfe* oder *Ai se eu te pego*. Regelmäßig gebe ich ihm Schweigegeld – aber er versteht meine Spende falsch.

Ich würde auch gerne ein Instrument spielen können. Als Kind musste ich Klavier spielen. Aber mit Zwang kam man bei mir noch nie weit. Lieber wollte ich Schlagzeuger sein. Mit langen Haaren, Ohrringen und Rock'n'Roll-Freunden, die Drogen nehmen und saufen. Instinktiv rieten mir meine Eltern damals vom Schlagzeug ab.

Doch jetzt bin ich erwachsen und kann endlich machen, was ich schon immer wollte. Über verschiedene Ecken finde ich einen Trommellehrer. Er ist fast so lang wie ich, wiegt ein paar Kilos mehr, hat kaum noch Haare auf dem Kopf und ein liebes Gesicht.

»Was genau willst du denn spielen?«, fragt er mich. Ich zucke mit den Achseln.

»Du bist der Lehrer«, sage ich.

»Congas würden gut zu dir passen.« Ich habe keine Ahnung, was Congas sind. Wir gehen in einen riesigen Raum, in dem Hunderte von Schlaginstrumenten stehen. Er zeigt auf ein paar Trommeln, die ungefähr einen Meter hoch und deren Schlagflächen so groß wie Bratpfannen sind. Er setzt sich davor und spielt mit den bloßen Händen einen verrückt-schnellen Rhythmus. Automatisch wippe ich mit. Werde ich jemals so spielen können?

Omar ist einer dieser Lehrer, die die Gedanken ihrer Schüler lesen können. »In einem Vierteljahr hast du den Rhythmus drauf. Wenn du ordentlich übst.«

Er gibt mir zwei Congas und sagt, ich solle einfach nachmachen, was er spielt. Wir trommeln einen einfachen Viervierteltakt.

»Eins, zwei, drei, vier. Eins, zwei, drei, vier. Betonung auf der Eins«, sagt Omar. Er zeigt mir die drei Grundschläge und baut diese in den Takt ein. Es dauert immer ein paar Minuten, bis ich die Variationen flüssig spielen kann.

»Du hast Talent, Junge. Wirklich«, sagt Omar anerkennend. »Kauf dir zwei Congas, übe jeden Tag einen neuen Rhythmus und wiederhole die, die du schon draufhast. Dann sehen wir uns nächste Woche wieder. Hier sind die Noten mit Erklärungen. Das versteht jedes Kind.«

Ich bin ganz aufgeregt. Habe ich wirklich Talent? Da ich zum ersten Mal in meinem Leben nicht nur Zeit, sondern auch Geld übrig habe, kaufe ich zwei Congas und übe wie mir befohlen. Meine Nachbarn beschweren sich zum Glück nicht – noch nicht. Was mich wundert, denn in Kiel werfen einem Menschen aller Altersklassen böse Blicke zu, wenn man bei Rot über die Straße geht. Aber vielleicht arbeiten die Menschen in meinem Haus tagsüber und kriegen von meinem

Getrommel nichts mit. Oder sie gehen ebenfalls bei Rot über die Straße.

Eine Woche später habe ich meine nächste Stunde bei Omar. Er kann nicht glauben, dass ich tatsächlich noch nie zuvor in meinem Leben getrommelt habe. Ich sei das größte Talent, das ihm je untergekommen ist. Gehört das zu seiner Motivationsstrategie? Auf jeden Fall funktioniert es. Ich übe weiterhin täglich eine Stunde und probe den Rhythmus, den er mir vorgetrommelt hat. Nächste Woche will ich ihn perfekt draufhaben.

Ehemalige Kollegen fragen, ob ich nicht mal wieder mit ihnen in der NDR-Kantine essen wolle. Obwohl ich mich dort nie sehr wohlfühle, sage ich zu. In diesem Jahr möchte ich schließlich Dinge tun, vor denen ich mich früher immer gedrückt habe.

Die NDR-Kantine ist das Beste am ganzen Haus: Blick auf die Förde, großartiges Salat-Büfett, hervorragendes, variantenreiches Essen. Ich sitze also mit den alten Jungs an einem der großen Tische, als die neue PR-Chefin hereinkommt. Sie ist über 1,80 lang, blond, kurvig und so erschütternd hübsch, dass mein Kinn auf meine Brust klatscht. Sie fragt, ob sie sich zu uns setzen könne, und ich verliebe mich auf den ersten Blick. Als hätte ich auf diese Frau mein Leben lang gewartet. Sie ist das, wofür es sich lohnt, Mann zu sein. Sie sieht aus, als käme sie direkt von einer 50-Meter-Yacht in die Redaktion gewandelt. Das Schlimmste ist, dass sie nicht nur so unerträglich hübsch ist, sondern auch noch so wahnsinnig nett aussieht.

Dann gibt sie mir die Hand – Anna heißt sie. Immerhin ist mein Kinn wieder zurück an seinen Platz gerutscht. Möglichst neutral sage ich meinen Namen und spucke ihr dabei auf den Ärmel. Aber ich glaube, sie hat es nicht gemerkt. Oder sie ist so wohlerzogen, dass sie es mich nicht merken lässt.

»Wie heißt du?«, fragt sie nach, weil sie meinen Namen nicht verstanden hat. »Zim?« Ich muss lachen.

»Nein«, sage ich, »mit T.«

»Zimt?« Der Tisch biegt sich vor Lachen, ich werde knallrot, und Anna zuckt mit den Achseln.

»Timm«, sage ich schüchtern. Aber mein Name geht im allgemeinen Trubel unter.

Sie sitzt mir gegenüber, hat sich einen riesigen Berg Salat geholt und lässt als Einzige ihren Teller auf dem Tablett stehen. Während sie isst, fallen immer wieder Kerne von den Blättern auf das Tablett. Ich wundere mich, denn ihr Verhalten lässt ansonsten auf die höchste erzieherische Schule schließen, sie benimmt sich noch makelloser als sie aussieht. Nur mit dem Essen hapert es irgendwie.

»Isst du zu Hause auch mit Tablett?«, will ich wissen. Der Satz ist mir herausgerutscht, spontane, journalistische Neugierde – sonst nichts. Tumbe männliche Blödheit. Was auch immer. Auf jeden Fall peinlich. Sie schluckt den Bissen ruhig herunter, schaut dann auf ihr vollgekrümeltes Tablett und lacht.

»Nein«, sagt sie. »Zu Hause packe ich mir nicht so viele Nüsse und Körner auf den Salat. Aber hier« – sie zeigt auf die Schale Nüsse, die es kostenfrei zum Salatbüfett gibt – »hier kann ich mich einfach nicht zurückhalten.«

Sie isst jetzt vorsichtiger und lächelt mich immer wieder an. Offenbar fand sie meinen Spruch irre lustig – ich wollte eigentlich nur irgendetwas zu ihr sagen. Vielleicht glaubt sie, dass ich einen besonders trockenen Humor habe. Ich weiß es nicht. Ich bin verwirrt. Und verliebt.

Zu Hause kreisen meine Gedanken nur noch um diese Frau. Sie ist es – das steht für mich außer Frage. So nüchtern habe ich mich noch nie auf den ersten Blick verliebt. Eigentlich müsste ich mich jetzt besaufen, um die Sehnsucht zu ertragen. Ich habe jetzt schon Liebeskummer.

Zum Glück ruft mein kleiner Bruder an und fragt, ob ich am Wochenende zu ihm kommen möchte. Er würde sich mit ein paar Freunden treffen; erst Tennis spielen und dann angrillen. Ich bin dabei! Obwohl ich seit Monaten keinen Schläger in der Hand gehalten habe, spiele ich in Höchstform – nervt es, wenn ich mich frage, ob mein gesunder Lebenswandel damit zusammenhängt? Gibt es nur Vorteile, keinen Alkohol zu trinken? Oder wann schlagen die Nachteile zu?

Genau jetzt – beim Angrillen:

»Du ziehst das echt durch?« »Ein ganzes Jahr?« »Was soll das?« »Sei doch einfach mal nicht extravagant.« »Nicht mal ein Glas? Wenigstens zum Essen!« Die Freunde meines Bruders stehen um mich herum, halten ihr Bier in der Hand und können nicht glauben, dass ich jetzt so ein öder Salafist geworden bin – so bezeichnet mich zumindest einer von ihnen.

»Wieso Salafist?«, frage ich.

»Na, die trinken doch auch nichts und sorgen nur für Ärger.« Ich ziehe die Brauen hoch. Sollte das witzig sein? Es ist zwanzig Uhr und die zweite Kiste ist leer. Habe ich früher auch solche Sprüche gebracht? Vermutlich schon. Ich kann mich nur nicht daran erinnern.

Plötzlich steht mein Bruder neben mir. Er hält ein riesiges Tulpenglas in der Hand – groß wie eine Vase.

»Was trinkst du denn da?«, frage ich und hoffe still, dass es sich um Wasser handeln möge.

»Och«, sagt er. »Gin Tonic. Den gönne ich mir jetzt mal.«

Ich muss schlucken. Gin Tonic fand ich schon immer ekelhaft. Jetzt kann ich ihn auch riechen. Wer trinkt so etwas Bitteres freiwillig? Oder trinken Trinkende gar nicht freiwillig? Habe ich je freiwillig getrunken? Höchstens das erste Glas. Danach hörte die freie Entscheidung auf. Ab dem zweiten, dritten Glas gab es meist kein Zurück mehr. Es ging darum, berauscht zu werden. Voll zu sein. Dieses Gefühl war wunderbar – leider sind die Nebenwirkungen nicht so toll. Aber das wissen wir ja.

Ich muss mir eingestehen, dass ich Alkohol nie kontrollieren konnte. Nur verkatert, da bin ich nicht abgestürzt und trank wie ein Normalo. Samstage nach Sauf-Freitagen waren die besten Tage. Da blieb ich bis spät in die Nacht auf einem angenehmen, hohen alkoholischen Level, ohne die Kontrolle zu verlieren. Fast kam ich mir dann immun gegen die Wirkung des Alkohols vor. Dafür war der Kater am nächsten Tag doppelt schlimm. Immer mal wieder habe ich versucht, den Konsum zu reduzieren. Ich nahm mir vor, abwechselnd Wasser und Wein zu trinken. Bier und Cola. Oder nahm mir vor, nur noch am Wochenende zu trinken. Nicht mehr mit gewissen Leuten. Nicht mehr zu Hause. Oder zur Fastenzeit gar nichts, nur um danach doppelt Gas zu geben.

»Komm«, sagt jemand. »Ein Glas kannst du echt mal mittrinken.« Dabei boxt er mir auf den Oberarm.

»Nein. Ich habe mir geschworen, für ein Jahr nicht zu trinken. Und das will ich durchziehen, okay?«

»Ist ja gut.«

»Außerdem weißt du doch, wie das mit mir endet. So, nämlich«, sage ich und zeige auf einen Typen, der mittlerweile mit dem Kopf auf dem Tisch liegt und pennt. Ich lache so unbekümmert wie möglich.

»Du bist doch kein Alkoholiker«, sagt er, der noch stehen kann. »Alkis gehen auf Meetings und nicht auf Partys!«

Es herrschen vielleicht zwei Grad draußen. Das Lagerfeuer wirft wie jedes Lagerfeuer zu viel Hitze nach vorne ab und hinten ist einem kalt. Ich bibbere – als Einziger. Den anderen ist nicht kalt. Ein klarer Vorteil der Sauferei ist, dass man unempfindlicher wird.

Als ich merke, dass es für mich an diesem Abend nichts mehr zu holen gibt, schleiche ich mich ohne Verabschiedung davon, steige in meinen Wagen und fahre die 70 Kilometer zurück nach Kiel. Auf einem kleinen Parkplatz halte ich an, weil ich mal muss. Es ist unheimlich und kalt im Wald. Die Stille ist fast greifbar. Plötzlich ist alles still. Auch in mir. Ich male mir aus, wie dieser Moment wohl betrunken wäre. Oder bin ich gerade betrunken, ohne getrunken zu haben? Ich setze mich zurück ins Auto, lasse aber den Motor aus. Es ist immer noch so still.

Diese Stille kenne ich irgendwoher. Kommt sie aus einer Zeit, als ich noch nicht getrunken habe? Aus meiner Kindheit? Als ich mich noch gruseln konnte und trotzdem wusste, dass es eine Instanz gibt, die mich schützt? Spüre ich diese Instanz jetzt wieder? Als Kind fühlte ich mich unverletzlich. Ich verstand so vieles auf der Welt noch nicht – und das war gut so. Vieles funktionierte, ohne dass ich einen blassen Schimmer hatte, wie. Die Welt drehte sich einfach, und dafür war eine Macht verantwortlich, die mein Herz zum Schlagen brachte oder die Stille im Wald produzierte. Wieso konnte ich Stille überhaupt hören?

Als Kind war ich mit allem verbunden. Als Erwachsener fühle ich mich immer getrennt. Unterschwellig wusste ich schon länger, dass etwas nicht stimmte. Ich machte alles, um dieses subtile Unbehagen zu revidieren: meldete mich im Fitnessstudio an, um fünf von sechs Monaten für einen Vertrag zu bezahlen, den ich nicht nutzte. Ich wechselte meine Partnerinnen, um bei der nächsten so etwas wie Seelenverwandtschaft zu spüren, die sich nach einer bestimmten Zeit wieder auflöste. Ich hörte auf zu rauchen, aß gesünder, holte mir Theater-Abos – um wieder anzufangen zu rauchen, Fast Food zu essen und die Tickets zu verschenken.

In diesem Wald, in der Stille, in meinem Auto komme ich langsam drauf, was mit mir nicht stimmt. Ich habe mich vorher nie getraut, diese Zusammenhänge genauer zu analysieren. In mir ist seelisch etwas aus dem Gleichgewicht geraten. Und da die Seele ein so seltsames, nicht greifbares Konstrukt ist, kann ich zwar nicht sie selbst, wohl aber die Disbalance in der Stille der Nacht spüren.

Im ZDF läuft die Champions League. Präsentiert von Bitburger – bitte ein Bit. Vielleicht war es auch Krombacher – eine Perle der Natur. Oder Wernesgrüner – die Legende lebt. Ich weiß es nicht mehr. Die Millionengehälter der Spieler kommen größtenteils von Bierfirmen. Das ganze System würde zusammenbrechen, wenn Bier-Sponsoring in diesem Bereich verboten wäre? Was würde in Deutschland passieren, wenn es keine Alkoholwerbung mehr gäbe?

Mich jedenfalls lässt sie heute kalt. Ich habe überhaupt keine Lust auf Bier. Es ist in meinem Kopf nicht mehr der Stoff, der mich glücklich macht. Auch wenn Bier bei uns gnadenlos als Basis des Glücklichseins dargestellt wird. Oder als Fundament der Männlichkeit und Coolness. In meiner gesellschaftlichen und familiären Erziehung wurde mir beigebracht, dass Trinkfestigkeit zu einem echten, anständigen Mann gehöre, dass Anführer gefälligst saufen können müssen und dass Bodenständigkeit, Entschlossenheit und hoher Bierkonsum unzertrennliche Komponenten eines richtigen Kerls seien.

Wein und Sekt gehen eher in den Schicki und Glamour-Bereich rein: Rotkäppchen Sekt – Fantasie aus tausend Perlen. Was für ein Schwachsinn! Die meisten Männer trinken nicht gerne Sekt. Das überlassen sie den Frauen. Es handelt sich hierbei also um eine rein gesellschaftliche Prägung, denn Männer und Frauen haben biologisch keine unterschiedlichen Geschmacksknospen. Geschmack ist nicht geschlechtsspezifisch, sondern gesellschaftlich anerzogen. Und genau das nutzt die Werbung seit jeher aus, sodass wir mittlerweile kollektiv daran glauben, dass es natürlich sei, wenn Männer übermäßige Biertrinker sind und Frauen an Sekt nippen. Deshalb verstecken Frauen ihre Sucht, während Männer mit ihrem hohen Konsum prahlen.

Das Jahr fängt wie jedes Jahr zähflüssig an, als wäre diese norddeutsche Welt in ihrer grauen Kälte erstarrt. Beruflich passiert nicht sonderlich viel, mein Sozialleben liegt auch größtenteils auf Eis. Das Monatsende ist erreicht, und ich habe es geschafft, zwei Monate nichts zu trinken. Im März will ich wieder mehr unternehmen, geselliger sein, und zwar so, als würde ich trinken – ohne zu trinken.

FAZIT NACH ZWEI MONATEN

1. Ich bin verliebt. Nüchtern kommen mir meine Gefühle noch viel heftiger vor als betrunken. Sie sind ungefiltert und direkt. Mein Herz ist offener und bescheidener. Ich komme mir auch demütiger vor, seit ich nicht mehr trinke. Oder ist das alles nur Verwirrung der Gefühle? Wie macht man nüchtern eine Frau an? Ich habe keine Ahnung!

2. Die positiven Auswirkungen des Nichttrinkens machen sich tatsächlich schon nach ein paar Wochen bemerkbar. Endlich habe ich Zeit, Dinge zu tun, die ich schon immer tun wollte.

3. Ich bin auf dem Weg, Musiker zu werden, denn ich habe mit dem Trommeln angefangen. Und anscheinend habe ich Talent. Allerdings frage ich mich, warum ich nicht schon viel früher damit begonnen habe – was wäre ich jetzt für ein grandioser Percussionist? Aber es ist müßig über solche Dinge nachzudenken. Lieber spät als nie. Endlich erfülle ich mir meine Träume. Hoffentlich endet das Ganze nicht genau so obsessiv wie die Sauferei.

LIEBESRAUSCH

Das Buch mit der blonden Seele

Es ploppt so schön. Ich schiebe meinen Daumen unter den Bügel und dann – plopp. Und noch einmal und noch mal. Ich ploppe eine Pulle nach der nächsten auf. Ich liebe dieses Geräusch. Flensburger ploppt am besten. Meine Freunde und ich sitzen in meiner Küche und ploppen im Takt. Wir schaffen es, *My girl* von Nirvana zu ploppen. Eine Ex sitzt nackt neben mir. Ich trinke eine Flasche auf ex. Dieses Mal ist es Dos Equis – das mit den zwei XX, ein mexikanisches Bier. Es brennt fürchterlich in meiner Kehle. Dann steht eine Flasche Schnaps auf dem Küchentisch. Schnaps mag ich eigentlich gar nicht so gerne. Der Schnaps schmeckt wie Champagner. Irgendwie lecker. Eigentlich wollte ich ja nicht mehr trinken. Aber dieses eine Mal? Ich trinke einfach weiter. Auch wenn ich dieses Jahr nüchtern verbringen wollte. Ich trinke und bleibe trotzdem nüchtern. Das geht.

Ein LKW parkt in der Küche. Ich kann meine Augen nicht richtig öffnen, um das Schild zu lesen. Wieso steht so ein Riesenlaster direkt neben mir? Irgendwas stimmt hier nicht. Wo ist die Ex-Freundin auf einmal? Seltsam, dass ich nicht gucken kann. Laufen kann ich auch nicht. Ich muss aufs Klo. Aber meine Beine wollen absolut nicht. Doch jetzt. In Zeitlupe. Wenn ich nicht langsam wieder in den Normal-Modus schalte, pinkle ich mir in die Hose. Aber ich habe ja gar keine Hose an. Ich sitze nur mit T-Shirt in der Küche, und die halbe Stadt latscht die LKW-Laderampe runter. Aber die Leute schauen mich nicht an. Trotzdem ziehe ich mein T-Shirt über den Schoß. Vor der Toilette bildet sich eine Riesenschlange. Müssen die auch alle pinkeln? Egal. Ich mache einfach ins Waschbecken.

Wo bin ich denn jetzt schon wieder? In England? Meine Freunde von damals sitzen alle auf der Küchenplatte und starren mich an. Ihre Beine baumeln über dem Boden, und ihre Hosen sind runtergelassen. Jetzt muss ich aber wirklich pinkeln. Ich wache auf und renne zum Klo. Es ist halb sechs. Draußen ist es noch stockdunkel. Jede zweite oder dritte Nacht überkommen mich solche seltsamen Träume. Mein Unterbewusstsein scheint noch überhaupt nicht damit klarzukommen, dass ich keinen Alkohol mehr trinke.

Sobald es hell ist, mache ich einen Spaziergang durch den Park um die Ecke. Nach den ersten acht Wochen dieses nüchternen Jahres fühle ich mich zum ersten Mal in meinem Erwachsenenleben nicht nur nicht krank – dieser Zustand genügte mir bisher –, sondern großartig, stabil und ausgeglichen. Meine Stimmungsschwankungen sind verschwunden. Schlecht drauf bin ich gar nicht mehr, und manchmal bin ich grundlos glücklich. Dieses euphorische Hoch kenne ich schon: vom Nichtrauchen. Die Anfangseuphorie lässt nach ein paar Monaten nach, und die Sehnsucht nach dem Rauschmittel kehrt zurück.

Die Tage kommen mir länger vor, die Wochenenden viel zu lang, meine Finanzen sind im grünen Bereich, und die spärlichen Telefongespräche, die ich führe, verlaufen angenehm ruhig und freundlich. Liegt das alles an meiner Abstinenz? Oder habe ich nur zufälligerweise eine gute Phase?

Ich gehe jetzt regelmäßig alleine spazieren – alleine, nicht einsam. Auch das ist ein Novum in meinem Leben. Die Kieler Förde ist an diesen kalten, kurzen Wintertagen selbst bei Schneeregen wunderschön. Manchmal habe ich sogar Lust hineinzuspringen. Aus lauter Euphorie über dieses schöne Sein. Ich bin zwischendurch verliebt ins Leben – diese kitschigen Zeilen hätte ich früher nie geschrieben! Das Gefühl, das ich sonst nur betrunken oder bedröhnt kannte, breitet sich nun nüchtern auf meinen Alltag aus. Ich mache fast nichts und bin damit absolut glücklich. Zum ersten Mal seit Jahren schreibe ich wieder Tagebuch und bin erfüllt.

Selbstmordgedanken tauchen nicht mehr auf. Die unkontrollierten Ängste kommen mir wie eine Fata Morgana vor – etwas anderes waren sie wohl auch nicht. Mein inneres Gefühlsleben hat sich um 180 Grad gedreht – in nur 60 Tagen! Solche Hoch-Phasen hatte ich im Leben immer mal wieder. Meist allerdings, wenn ich frisch verliebt war. Und das bin ich im Moment. Leider habe ich die hübsche Anna bisher nicht wiedergesehen. Doch Ende des Monats findet eine NDR-Party statt. Als Ehemaliger bin ich eingeladen.

Meine Alkoholrecherche geht in die nächste Runde. *Alkohol und Alkoholfolgekrankheiten* ist meine neuste Lektüre. Ein Riesen-Wälzer über die Kulturhistorie des Alkohols, dessen Funktionen, über Missbrauch bis hin zu Krankheiten, von denen ich besser nie gelesen hätte: Alkohol fördere Diabetes, führe zu Störungen der Schilddrüse, der Sexualität, des Stoffwechsels, könne sämtliche Organe angreifen und zerstören. Das Gehirn leide entsetzlich unter der Sauferei, Erkrankungen wie Alzheimer und Demenz scheinen eng mit Alkohol verknüpft zu sein; Schlaganfälle, Herzinfarkte, Durchblutungsstörungen und Bluthochdruck ebenfalls.

Ich habe meinen Körper vor meiner Abstinenz leider nicht untersuchen lassen – aber es müsste gravierende Verbesserungen geben, seit ich nicht mehr trinke. Was mir aufgefallen ist: Meine Hände sind ruhiger. Früher zitterten sie manchmal, wenn ich eine präzise Bewegung vollführen musste; zum Beispiel einen Zuckerwürfel vorsichtig auf Distanz in eine Kaffeetasse fallen lassen, ohne dass es schwappt. Dieses Zittern ist verschwunden. Ist das schon ein Zeichen dafür, dass das Nervengift C_2H_5OH tatsächlich zu motorischen Veränderungen führen kann und diese auch wieder revidiert werden können?

Weiter lese ich: Täglich sterben Menschen im Zusammenhang mit Alkohol und Verletzungen, Verbrennungen, Vergiftungen, Arbeitsunfällen, Selbstmorden, Schlägereien, Vergewaltigungen, Überfällen oder Kindesmisshandlungen.

Aber: Er hat auch gute Seiten. So wirke Alkohol unter anderem positiv auf den Cholesterinwert und lasse Blut schlechter gerinnen, wodurch es weniger Klümpchen bildet und somit beispielsweise Infarkte verhindert. Der Ernährungswissenschaftler Professor Manfred Walzl lobt den Bierkonsum in einem YouTube-Clip sogar in höchsten Tönen: Bier schütze vor Nierensteinen, die Herzinfarktrate sinke durch Bier und das Beste: Bier mache schön. Der verrückte Professor aus Österreich behauptet sogar: »Bier ist – das kann man ungestraft sagen – ein gesundes Lebensmittel«. Außerdem sei es ein niederkalorisches Getränk, und Frauen, die Bier trinken, seien schlanker als Anti-Alkoholikerinnen. Damit nicht genug: Bier enthalte Pantothensäure, »die Königin der Hautvitamine«, kräftige das Haar, glätte die Haut, gebe einen schöneren Teint. Zum Schluss ruft der Professor auf, dass jeder Mann pro Tag mindestens einen Liter Bier trinken solle. Er hat sogar ein Buch geschrieben: *Jungbrunnen Bier. Gesunder Genuss.*

Im Netz finde ich weitere Bücher, die dem Alkohol eine positive Wirkung unterstellen: *Die Bier-Diät*, *Die Heilkraft des Bieres*, *Gesund mit Bier.* Vielleicht liege ich mit meinem Argwohn falsch, und diese Autoren sind nicht von der Alkoholindustrie gesponsert. Vielleicht geht es Menschen mit gemäßigtem Konsum – was auch immer das sein mag – tatsächlich besser. Vielleicht habe nur ich ein Problem mit Alkohol und kann den Konsum nicht kontrollieren. Vielleicht bin ich der einzige Mensch, dem es ohne Alkohol besser geht als mit. Doch da fällt mir das *Jahrbuch Sucht* wieder ein: Zehn Millionen Deutsche konsumieren Alkohol in riskantem Maße. Aber geht es denen wirklich schlecht?

Wer hat also recht? Die Mahner oder die angeblichen Genießer? Dieser Professor Walzl sieht auf jeden Fall nicht aus, als würde ihm Bier sonderlich schaden. Ich rufe den Schöntrinker einfach an – im Internet steht eine Nummer. Es tutet. In Österreich. Dann knackt's und Wiener Wortfetzen dringen durch meinen Kieler Hörer. Ich bin ein bisschen erschrocken und aufgeregt.

»Professor Walzl – sind Sie's?« Er bejaht. Ich stelle mich vor, erzähle ihm von meinem Projekt und dass ich bei der Recherche auf diesen Film gestoßen sei.

»Schauen S' «, sagt er in reinstem Wienerisch. »Dieser Film über mich und die Lobhudelei über Bier wurde wüst zusammengeschnitten und ist schon zehn Jahre alt.«

»Es gibt im Original also auch Warnungen vor Alkoholkonsum?«

»Schauen S'. Mein Buch beginnt damit, dass ich den Leser auffordere, das Buch sofort wieder zuzuklappen, wenn er hier eine Saufanleitung erwartet.«

»Aber diese Aussagen stammen ja nun mal von Ihnen. Ob zusammengeschnittenen oder nicht. Wie können Sie dazu aufrufen, einen Liter Bier oder mehr am Tag zu trinken? Als Mediziner müssten Ihnen die Gefahren des tinkens doch bewusst sein, oder?«

»Schauen S'. Wenn sie dreimal 0,33 Liter am Tag trinken, wird die Alkoholmenge von der Magenschleimhaut absorbiert, sodass Sie dann noch nicht einmal nachweislich Alkohol im Blut haben.«

»Und der Magenschleimhaut macht das nichts?«

»Schauen S'. Bei so geringen Mengen merkt das der Magen gar nicht.«

»Gilt Ihr Aufruf zu einem Liter Bier pro Tag auch für nichtalkoholisches Bier?«

»Schauen S'. Es geht doch um Polyphenole, und die sind in allen Bieren enthalten. Ob mit oder ohne Alkohol. Polyphenole wirken entzündungshemmend und krebsvorbeugend. Darum ging es mir. Was die Leute da im Internet zusammenschneiden habe ich leider nicht in der Hand.«

Ich bedanke mich bei dem Professor, der am Telefon gar keinen verrückten Eindruck macht, sondern sehr freundlich, logisch und klar wirkt.

In meinem Büro habe ich ein ganzes Regal voller Bücher von Menschen, die deutlich zu viel am Glas genippt haben. Fast alle schreiben vom kompletten sozialen Absturz und ihrem langen Kampf zurück ins Leben. Sie schreiben von Saufdruck, Entziehungskuren und Delirium. Davon bin ich Meilen entfernt. Und ich weiß: So wie mir geht es Millionen von Menschen, die sich niemals als Alkoholiker bezeichnen würden. Wir trinken zu viel – aber das Problem ist uns nicht bewusst. Das schlechte Gewissen nach besonders schlimmen und peinlichen Abstürzen hielt bei mir maximal drei Tage an. Diese Momente der schuldbewussten Klarheit führten manchmal zu längeren Trinkpausen. Es reichte aber nie, ganz aufzuhören.

In meinen Recherchen stoße ich in fast jedem Buch auf die Anonymen Alkoholiker. Sollte ich vielleicht mal bei dieser seltsamen Organisation vorbeischauen? Aber ich bin kein Alki – was soll ich also dort? Ich könnte mich höchstens aus reiner Neugierde zwingen, einem Meeting beizuwohnen.

Als ich vor Jahren mit dem Rauchen aufhörte, erfuhr ich an jeder Ecke Unterstützung und gute Ratschläge. Schließlich gab mir eine Kollegin den Tipp, das Buch *Endlich Nichtraucher* von Allen Carr zu lesen. Es war der entscheidende Hinweis, endgültig mit dem Rauchen aufzuhören. Bis heute habe ich keine Zigarette mehr im Mund gehabt.

Beim Trinken ist das anders – vor allem bin ich längst nicht so abhängig vom Alkohol wie von Zigaretten. Tagelang nichts zu trinken ist für jeden Vieltrinker völlig normal. Tagelang nicht zu rauchen, ist für jeden richtigen Raucher undenkbar.

Nichtrauchen wird gesellschaftlich unterstützt. Nichttrinken wird eher beschämt wahrgenommen, teilweise belächelt oder sogar abgelehnt. Ich selbst muss zugeben, dass ich auf trockene Alkoholiker herabschaue, und empfinde höchstens Mitleid mit ihnen, nicht aber dieses Gefühl: »Super, gut gemacht. Weiter so!« Nichttrinker waren bisher in meinen Augen Menschen, die entweder langweilig waren oder – wenn sie wegen eines Alkoholproblems nicht mehr tranken – charakterschwach und ausgestoßen. Arme Schweine, die von einer Seuche befallen sind. Es handelte sich auf jeden Fall um Menschen, mit denen ich nichts zu tun haben wollte. Fast so, als wären sie ansteckend.

Endlich ist das Monatsende erreicht und damit das Frühjahrsfest des NDR. Ich bin fürchterlich aufgeregt und überlege, die Flasche Schampus, die seit Kurzem in meinem Kühlschrank liegt – Geschenk eines Geschäftspartners –, zu köpfen und mir Mut anzutrinken. Nur dieses eine Mal. Einmal ist keinmal, plappert es durch meinen Kopf. Also lasse ich den Korken knallen wie in den besten Zeiten und schenke mir ein Glas ein. In mir steigt eine unheimliche Vorfreude auf. Ich werde ganz hibbelig. Gleichzeitig entspannt sich mein ganzer Körper – schon bevor ich überhaupt den ersten Schluck genommen habe. Ich wundere mich über dieses Gefühl, strecke das Glas nach oben in Richtung Himmel und danke den Göttern für mein schönes Leben.

Den ersten Schluck will ich noch ein bisschen hinauszögern und rieche genüsslich am Elixier. Zu meinem Entsetzen riecht Schampus längst nicht so gut, wie ich das in Erinnerung habe. Oder habe ich noch nie an Champagner gerochen? Er riecht nach einer Mischung aus Urin und Gift. Egal – ich nehme einen winzigen Schluck. Das Zeug schmeckt nicht. Überhaupt nicht. Das teuerste Blubberwasser der Welt schmeckt scheiße? Nach knapp drei Monaten Abstinenz hat Alkohol seinen Reiz verloren? Nein! Das darf nicht sein. Dafür war er zu lange mein ständiger Begleiter. Ich nehme jetzt einen größeren Schluck. Vielleicht schmeckt dieser ein bisschen besser.

Ein paar Sekunden behalte ich den Schampus im Mund, dann spucke ich ihn in die Spüle. Für dieses Gesöff lohnt es sich nicht, meinen Schwur zu brechen. Wie in einer Zeremonie schütte ich den Rest der Flasche in den Ausguss – eine ganze Stange Geld gluckert schäumend davon, und die Küche stinkt.

Was soll ich bloß anziehen? Ich möchte gerne gleichzeitig cool und leger aussehen, aber nicht schlampig. Die hübsche Anna soll mich unbedingt attraktiv finden. Aber auf welchen Typen Mann steht sie? Eher auf den Konservativen, denke ich. Dafür hätte ich einen neuen, modernen Pullover im Kleiderschrank hängen. Oder doch eher lässig? Mein neues Kapuzenteil? Ich entscheide mich für ein Slim-Fit-Hemd, gepunktet. Darüber trage ich einen Hoody. Das vereint beides – cool und lässig. Wenn ich mir zu viele Gedanken mache, geht die Entscheidung meist in die Hose.

Als mir am Empfang ein Hugo in die Hand gedrückt wird, trinke ich vor lauter Aufregung automatisch einen Schluck. Dann bekomme ich einen Riesenschrecken – vor allem, weil es nicht richtig schmeckt. Das Glas behalte ich in der Hand. Allein schon, um nicht anders zu sein als die anderen.

Da steht sie. Am Rand. Sie redet mit einer Kollegin und bewegt sich ganz natürlich zur Musik. Alle trinken. Doch niemand haut das Zeug so weg wie ich damals. Aber noch ist der Abend jung.

Nach einer Stunde stehen die ersten Frauen auf der Tanzfläche. Sie auch. Sie hat immer ein Lächeln auf den Lippen, wirkt zurückhaltend und gleichzeitig zufrieden. Als würde sie sich in ihrer Haut wohlfühlen. Wieso können Frauen bloß immer so gut tanzen? Ich habe noch nie im Leben nüchtern getanzt. Der Hugo in meiner Hand hat mittlerweile Körpertemperatur erreicht. Ich stelle ihn auf einen der Cocktailtische, lege mein Kapuzenteil über eine Sofakante, stelle mich an den Rand der Tanzfläche und wippe ein bisschen im Takt mit. Wo soll ich bloß mit meinen Händen hin? In den Hosentaschen wirkt verkrampft. Baumelnd ist auch blöd. Klatschen übertrieben. In die Hüften gestemmt? Oder nur eine Hand in der Hüfte, die andere lässig neben dem Körper? Die rechte oder linke in die Hüfte?

Mein Herz fliegt mir fast aus der Brust, als Anna mir zulächelt und mich auf die Tanzfläche winkt. Langsam nähere ich mich ihr im Takt gehend und komme mir dabei absolut albern vor. Total unsicher. Meine Knie zittern. Aber vielleicht passt das zu *Mambo* von Herbert Grönemeyer. Mit ein paar Promille im Blut hätte ich jetzt getanzt wie John Travolta in *Pulp Fiction* – aber ohne die peinliche Zwei-Finger-Augenwisch-Bewegung. Immerhin bin ich textsicher. »Ich dreh' jetzt schon seit Stunden hier so meine Runden.« Dabei dreht sich Anna beim Tanzen und lacht. Die eine Hand ist über ihrem Kopf, der Zeigefinger nach oben. Die Hand kreist gegen den Uhrzeigersinn. Sie sieht aus wie eine Dänin und hat das Temperament einer Südeuropäerin. »Es trommeln die Motoren, es dröhnt in meinen Ohren.«

Wie kann ein Mensch bloß so perfekt sein? Ich singe einfach weiter mit und hoffe, dass man beim Singen meine Unsicherheit nicht sieht. Wo ist bloß mein Mut hin? Oder war ich nie mutig? Jetzt, wo ich nicht mehr trinke, erkenne ich die Wahrheit – die leider nicht im Wein liegt, die nüchterne Wahrheit über mich selbst: Ich bin ein feiger Trottel, der keine Ahnung hat, wie er eine Frau anbaggern soll. Spätestens jetzt müsste ich einen trinken, um mich dieser Wahrheit nicht stellen zu müssen.

Ein Kollege, mit dem ich vor ein paar Monaten noch ziemlich abgestürzt bin, kommt zu uns und tanzt, als stünde er auf einer Hochspannungsleitung. Dabei kommt er meiner Traumfrau viel zu nah. Sie lässt es geschehen. Ob die beiden ein heimliches Verhältnis haben? Mir wird schlecht. Ich brauche eine Cola.

Am Tresen steht ein Kameramann, mit dem ich früher immer wieder schwer aneinandergeraten bin.

»Schade, dass du weg bist«, sagt er zu meiner Überraschung. »Du warst wenigstens kein Arschkriecher. So wie die Neuen heutzutage.«

»Weil ich kein Arschkriecher war, musste ich auch jeden Monat zum Produktionsleiter, um mich wegen deiner Beschwerden zu erklären«, sage ich. Es ist einer dieser Momente, die nüchtern praktisch nicht zu ertragen sind. Aber ich nehme mir vor, ohne Alkohol stärker zu sein als dieser Typ mit.

»Wie ist es denn jetzt für dich mit eigener Firma und so?«, fragt er.

»Gut. Aber ich muss mich daran gewöhnen, Chef zu sein und klare Anweisungen zu geben. Und außerdem fehlen mir die Kollegen. Zumindest ein paar. Das Redaktionsleben hat schon auch was für sich.«

Er nickt und prostet mir zu.

»Cola?«

»Brauche mal eine Pause«, sage ich. Er lacht und ext sein Bier. Dann bestellt er zwei neue. Eines drückt er mir in die Hand. Wir prosten uns zu. »Auf früher«, sagt er.

Ich führe die Flasche an meine Lippen und tue, als würde ich trinken. Gerne würde ich mir diesen Typen nett trinken. Doch ich sage lieber »bis später« und gehe zurück zur Tanzfläche.

Sie ist weg. Es ist noch nicht mal Mitternacht. Wie kann das sein? Wo ist sie hin? Eine rauchen? Nein! Jemand wie Anna raucht nicht. Ist sie mit dem Kollegen abgehauen, der so nah mit ihr getanzt hat? Ich kann und will mir das nicht vorstellen.

Verloren stehe ich nun hier mit meinem Bier in der Hand, das ich nicht trinken kann, und fühle mich wie ein kompletter Alien. Ich schaue mich verunsichert um. Jeder scheint sich gut zu unterhalten, zu tanzen oder sonst wie Vergnügen an dieser Veranstaltung zu finden. Nur ich fühle mich wie der letzte Trottel.

Plötzlich steht sie neben mir. Mir fällt fast das Glas aus der Hand.

»Ist immer komisch mit ehemaligen Kollegen, oder?«, fragt sie.

»Stimmt«, sage ich.

»Ich kenne das von RTL«, sagt sie. »Wenn ich die Kollegen von früher sehe, fehlt mir die Basis. Früher war die Arbeit die Basis. Man hat sich eigentlich nichts zu sagen und fühlt sich trotzdem seltsam verbunden.«

Wie intelligent sie ist. Und wie offen. Direkt. Einfühlsam. Ich könnte vor Verliebtheit vor ihr auf die Knie fallen. Doch ich bin wie gelähmt und weiß einfach nicht, was ich sagen soll. Da sie keine ehemalige Kollegin ist, haben wir ebenfalls keine gemeinsame Basis. Ich muss jetzt irgendwas von mir geben – sonst wird es peinlich, und ich wirke, als hätte ich einen Stock im Arsch.

»Gefällt es dir beim NDR?«

»Ja, ist gut«, sagt sie. Wir reden ein bisschen über die Arbeit, bis *Barfuß am Klavier* von Annen May Kantereit kommt. Wir schauen uns eine Sekunde zu lange an und gehen dann ohne ein Wort auf die Tanzfläche. Wir tanzen Blues – wie in der Schule komme ich mir vor. Sie hat ihre Arme um mich gelegt. Wie gut sie riecht. Ein bisschen Haarspray, ein bisschen Chanel oder so was. Mein Herz flippt aus. Ich habe Angst, aus dem Rhythmus zu kommen. Der DJ hat die Lichter gedimmt. Ich sollte sie jetzt küssen. Ich würde sie jetzt küssen, wenn ich den Mut dazu hätte. Aber vielleicht will sie das auch nicht. Vor den ganzen Kollegen. Da wir beide so schrecklich groß sind, kann uns auch jeder sehen. Ich kann ihre Rundungen an meinem Körper spüren. Irgendwie bin ich froh, als der Tanz vorbei ist. Die Lichter gehen an, wir lächeln kurz und tanzen getrennt weiter zu *Sexy Lady* von Sean Paul. Obwohl ich dazu mit ihr ebenfalls am liebsten Klammer-Blues tanzen würde. »Better, better shake that thing«, singt sie, die Arme über dem Kopf, den Körper wie eine Schlange vor- und zurückwerfend.

Es ist mittlerweile schon nach eins. Für einen Nüchternen höchste Zeit, das Feld zu räumen. Außerdem tun mir die Füße und der Rücken weh. Anna sitzt mit einer Kollegin auf einer Couch. Hier passiert nichts mehr, denke ich, ziehe meine Jacke an und gehe. Kurz winke ich Anna zu und fahre dann durch den norddeutschen Regen nach Hause.

Ich bin verwirrt. Verliebt. Wir haben nicht viel miteinander geredet, und doch weiß ich, dass ich mit ihr über alles reden könnte. Ich wusste nicht, dass es solche Menschen gibt. Aber das habe ich schon häufiger bei Frauen gedacht und wurde dann immer enttäuscht – oder ich habe die Frauen enttäuscht; kommt wohl auf die Perspektive an.

FAZIT NACH DREI MONATEN

1. Mein Leben hat sich insgesamt sehr beruhigt. Ich bin ausgeglichener als früher und vor allem viel positiver und optimistischer als vor der Alkoholpause. Die Beziehung zu meiner Familie kommt mir glatter vor, runder. Ich habe nicht mehr das Gefühl, adoptiert zu sein.

2. Je länger ich abstinent bin, desto mehr fallen mir die Nachteile des Trinkens auf, und desto leichter fällt mir die Abstinenz.

3. Auch wenn Alkohol nicht mehr schmeckt, muss ich leider zugeben, dass mir die phänomenale Wirkung des Alkohols gerade auf Partys sehr fehlt.

4. Meine Sinne sind tausendfach geschärft. Gefühle, Gerüche, Geschmäcker erreichen mich so unvermittelt und direkt, dass es manchmal kaum auszuhalten ist.

5. Ich habe den Unterschied zwischen allein und einsam erkannt. Alleine Spaziergänge zu machen, ist wunderschön. Die Wanderungen an der Kieler Förde führen mich in grundlos glückliche Zustände. Verkatert hingegen fühlte ich mich alleine immer einsam. Spaziergänge nur mit mir selbst wären mir wie eine Strafe vorgekommen.

6. C_2H_5OH ist ein Höllenzeug! Es kann alle möglichen Krankheiten auslösen. Es ist für Milliarden-Schäden und millionenfaches Leid verantwortlich. Und dennoch behaupten manche, dass Alkohol gesund sei und täglich literweise konsumiert werden sollte. Mein Ziel muss es sein, diesen Widerspruch im Laufe meines nüchternen Jahres aufzuklären.

7. Anna, Anna, Anna – sie geht mir nicht mehr aus dem Kopf. Warum konnte ich diese Frau nicht schon letztes Jahr kennenlernen, als ich noch getrunken habe. Das hätte alles leichter gemacht. Jetzt muss ich irgendwie nüchtern an sie herankommen. Wie soll das gehen?

ZWEITES QUARTAL

STAUBTROCKENE MONATE

DIE HÖHERE MACHT

Für die wenigen, die mehr verlangen

Mein Umfeld hält es für völlig übertrieben, dass ich keinen Tropfen mehr trinke. Ich würde mich ohne Grund aus dem gesellschaftlichen Leben kegeln, sagt einer meiner Freunde. Er ist Arzt und meint, er würde Alkoholiker auf drei Meilen im Dunkeln erkennen. Ich sei auf keinen Fall einer. Was solle also das abstinente Getue? Dieser Freund trinkt regelmäßig, allerdings kontrolliert, wie er betont. Ein guter Tropfen gehöre für ihn zum Leben wie das Abendbrot. Sein Job sei so anstrengend, dass er sich danach einfach entspannen müsse, und einen anerkannteren Weg als einen schönen Rotwein gäbe es doch wohl nicht. Außerdem sei ein Glas Rotwein erwiesenermaßen gesund. Und wenn es mal zwei Gläser würden, wäre das auch nicht schlimm.

Als Notfallmediziner hält er das alltägliche Unglück, das ihm im Rettungswagen und in der Notaufnahme begegnet, vermutlich wirklich nicht anders aus.

»Gerade an den Wochenenden passieren viele unfassbar schreckliche Unfälle im Zusammenhang mit Alkohol«, bestätigt er meine Vermutung.

»Was war das Schlimmste, das du bisher erlebt hast?«

»Ein Autounfall, bei dem ein Wagen mit fünf besoffenen jungen Leuten gegen einen Baum geprallt ist. Außer dem Fahrer waren alle bereits tot, als ich am Unfallort eintraf. Der Fahrer selbst war so in den Trümmern eingeklemmt, dass wir ihn nicht befreien konnten. Da wir fürchteten, er würde verbluten, sägten wir seine Beine ab, um ihn schließlich aus dem Wrack zu heben. Immerhin hat der Mann überlebt. Aufgrund seiner schweren Verletzungen musste er nicht ins Gefängnis, obwohl er den Tod von vier Menschen zu verantworten hatte.«

Nachdem ich seit drei Monaten täglich mehr als eine Stunde auf meine Congas eingedroschen habe, schlägt mein Trommellehrer vor, mich in seine Percussiongruppe aufzunehmen. Er glaubt, wenn ich gemeinsam mit anderen »Beats kreieren« könnte, würde ich noch größere Fortschritte machen.

Die Gruppe besteht aus drei Männern und vier Frauen. Aus allem, was einen Klangkörper hat, produzieren sie tolle Rhythmen. Sie spielen auf Djembes, Tablas, Hangs, Cajóns, Caxixis und wie die Dinger sonst noch heißen. Mich nehmen sie herzlich auf und geben mir zunächst einfache Rhythmen, damit ich erst einmal lerne, mit anderen Musikern zusammen zu spielen.

Zum Schluss spielt Omar, der Bandleader, mit einem Didgeridoo verrückte Töne. Mir öffnet sich eine völlig neue Welt. Man kann also auch Rhythmen mit dem Mund spielen. Die Ureinwohner Australiens haben das Didgeridoo erfunden. Sie haben von Termiten ausgehöhlte Eukalyptus-Hölzer wie Trompeten benutzt und es durch die Zirkularatmung sogar geschafft, einen permanenten Ton zu erzeugen.

Beim Trommeln muss ich mich so sehr konzentrieren, dass ich alles um mich herum vergesse. Mehr als zwei Stunden üben wir ein neues Stück ein – in zwei Monaten soll die Band das nächste Mal auftreten. Ich wage gar nicht zu fragen, ob ich dabei sein darf.

Nach der Probe fahre ich an einem Eine Welt Laden vorbei – im Schaufenster steht ein Didgeridoo. Ich kaufe es für

25 Euro und fange zu Hause sofort an, blubbernd-dröhnende Töne aus dem Hohlrohr zu blasen. Nach zwei Stunden kriege ich mithilfe eines Internettutorials sogar die Zirkularatmung hin. Jetzt muss ich nur noch an den Tönen feilen.

Im Bett frage ich mich, warum ich nicht schon viel früher mit Musik angefangen habe. Jetzt ist es eigentlich zu spät, noch ein guter Musiker zu werden. Hätte ich doch nur früher begonnen, meine Träume zu verwirklichen und meine Talente zu entdecken.

Seit ich nicht mehr trinke, steigt die Sensibilität meines Körpers. Ich habe das dringende Bedürfnis nach Säuberung und Heilung. Daher gehe ich zum ersten Mal seit zehn Jahren zum Zahnarzt. Ich fühle eine dicke Schicht Zahnstein, außerdem fürchte ich, Mundgeruch zu haben. So etwas sagt einem ja keiner – das ist wie mit dem Saufen.

Nach der ersten Untersuchung habe ich gleich fünf weitere Termine bekommen. Während ich also auf dem Behandlungsstuhl liege und darauf warte, dass die Betäubungsspritze wirkt, unterhält sich die Ärztin mit ihrer Assistentin über den Fernsehauftritt eines bekannten schleswig-holsteinischen Politikers.

»Der hat doch gelallt«, sagt sie empört. »Und solche Typen vertreten uns in der Politik. Nicht zu glauben.«

»Ich find den Typen sowieso eklig«, sagt die Zahnarzthelferin und zieht ihren Mundschutz vors Gesicht. »Mit seinem Dreitagebart und dieser schnoddrigen Art. Unseriöser geht's ja wohl nicht.«

Zufälligerweise habe ich das Interview auch gesehen. Noch dazu kenne ich den Politiker aus meiner Zeit beim NDR. Erst jetzt frage ich mich, ob es dem Mann mit Alkohol so geht wie mir: trinkt sich gut, hat ein paar blöde Nebenwirkungen und lässt sich schwer kontrollieren.

Da ich glaube, dass man meinem Gesicht immer noch ansieht, dass ich zu lange zu viel gesoffen habe, mische ich mich in das Gespräch nicht ein. Außerdem spricht es sich mit halb gelähmtem Mundwinkel ohnehin schlecht.

»Glauben Sie, der ist Alkoholiker?«, fragt die Assistentin.

»Nein, das glaube ich nicht«, sagt die Ärztin. »Nur, weil man mal im Fernsehen ein bisschen lallt, ist man ja noch kein Alki.«

Dann geht die Bohrerei los, und ich freue mich über die wunderbare Erfindung der Betäubungsspritze. Wie hielten die Menschen das bloß früher aus? Ach ja: Die haben sich erst mal richtig einen angesoffen. Dann kam die Zange ins Spiel.

Endlich beginnt die Segelsaison und damit mein Arbeitsjahr. Meine erste Saison ohne Alkohol. Segeln und Saufen gehörten zusammen wie Boxen und Handschuhe. Ohne tut es zu sehr weh.

Die erste Regatta des Jahres findet am Chiemsee im Rahmen der Segel-Bundesliga statt. Es herrschen drei Grad. Bei Schneeregen.

Schon nach einer halben Stunde auf dem Wasser spüre ich meine Hände nicht mehr. Die Handschuhe sind durchweicht und steifgefroren. Vielleicht sollte ich sie ausziehen. Es fühlt sich an, als steckten meine Finger in einem Eisfach. Bei meinen Live-Schalten und -Interviews zittert meine Stimme vor Kälte. Den Seglern geht es nicht besser. Einige versuchen mit Sherry, Wärme in ihren Körper zu leiten. Aber das scheint fehlzuschlagen. Oder sind ihre Lippen blau vom Sherry?

Abends stehe ich mit dem anderen Moderator an der Bar des Segelclubs. Ich weiß, dass er am liebsten Cuba Libre trinkt. Genau wie ich früher. Also schlage ich vor, die erste Runde zu holen, und gehe an die Bar.

»Ich hätte gerne einen Cuba Libre und eine Cola. Aber beides bitte in einem Cocktailglas, damit die Cola genauso aussieht wie ein Cuba«, sage ich zur Bedienung. Sie lächelt und versteht, was ich meine.

»Der ohne hat keine Zitrone«, flüstert sie.

»Reimt sich«, erwidere ich und gehe zu meinem Kollegen.

»Prost«, sagt er genüsslich. In seiner Stimme schwingt Entspannung und Vorfreude gleichzeitig mit.

»Nichts geiler als ein Cuba nach Feierabend«, sagt er. Er hält das Glas in die Luft und betrachtet es wie ein wertvolles Kunstwerk; es ist nach dem ersten Zug bis auf einen Fingerbreit leer.

»Komm, ich hol noch einen«, schlägt er vor.

»Langsam«, sage ich. »Ich gebe heute nicht so Gas.« In dem Moment traue ich mich nicht, meine Abstinenz zu offenbaren. Trotzdem kommt er mit zwei Cuba Libre zurück. Ich stelle meinen auf einen Nebentisch.

Plötzlich steht der Produktionsleiter bei uns.

»Was trinkt ihr denn da schon wieder?«, und reißt mir meine Cola aus der Hand. Er verzieht das Gesicht. »Uuhh. Cuba Libre. Ekelhaft. Ich hol mir lieber einen Cognac mit Cola. Das schmeckt wenigstens richtig.« Ich bekomme einen fürchterlichen Schrecken. Habe ich meine Cola mit dem Cocktail verwechselt? Ich greife nach dem Glas vom Nebentisch und rieche dran. Nein – der riecht eindeutig anders. Der Produktionsleiter hat einfach eine gute Fantasie. Das ist alles.

Es ist noch nicht einmal 21 Uhr, und die Hälfte der Segler ist stramm. Ein paar von den Leichtmatrosen sind bereits dunkelblau. Einer von ihnen kommt zu mir und entschuldigt sich, dass er mir immer so abgehackte Interviews gibt. Aber er sei während der Rennen zu fokussiert. Das letzte Wort verstehe ich nur, weil ich von den Interviews bereits weiß, dass das sein Lieblingswort ist.

Um halb zehn geht die Party los. Auf dem improvisierten Dancefloor zucken Lichter und Segler. Ich bin überhaupt nicht in Feierlaune, ziehe mich unauffällig auf mein Hotelzimmer zurück und schreibe Tagebuch. Ich merke immer mehr, wie gut es mir tut, allabendlich den Tag Revue passieren zu lassen. So, als würde ich mir eine Last von der Seele schreiben.

So aufgeregt war ich zuletzt beim mündlichen Abitur. Ich habe herausgefunden, dass die Anonymen Alkoholiker mittwochs eine Anlaufstelle haben, wo sich die Neuen vorstellen können, ohne gleich mit einer großen Runde konfrontiert zu werden.

Mir schlottern die Knie. Was erwartet mich da? Auf jeden Fall ehemalige Säufer. Penner. Asis. Menschen, die unter der Brücke gelebt haben oder immer noch leben. Typen, mit denen ich bisher nichts zu tun hatte und nie etwas zu tun haben wollte. Aber ich habe mir vorgenommen, alles über Alkohol herauszufinden und ein Jahr jeder Spur nachzugehen, die mir mein Verhalten und das Phänomen der Massen-Sauferei erklärt.

An einem Holzzaun hängt ein Schild mit einem Pfeil nach links: AA-Meeting. Ist das peinlich! Hoffentlich sieht mich niemand. Ich drehe mich nach allen Seiten um. Aber zum Glück dämmert es schon, und die Straße ist nicht sehr belebt. Plötzlich schießt mir Anna durch den Kopf. Wenn die hier wohnt! Ich darf jetzt nicht durchdrehen. Sie ist mir seit der NDR-Party nicht ein einziges Mal über den Weg gelaufen, dann wird das hier und jetzt auch nicht geschehen. Außerdem wäre sie vielleicht die einzige Person, mit der ich über mein Problem reden könnte.

Am Ende eines Plattenwegs leuchten Lichter in einem Raum. Was ist, wenn ich einen von denen da kenne? Ich kann mich doch nicht als Alki outen! Damit würde ich auch das letzte Tabu brechen. Lieber stadtbekannter Säufer als Anonymer Alkoholiker.

Meine Gedanken schwirren. Ich versuche, die Scham zu unterdrücken und mich in diese Organisation einzugliedern. Wenn es dort eine Namensliste gibt, trage ich mich einfach unter falschem Namen ein.

Als ich mich nähere, sehe ich, dass lediglich zwei Personen in dem Raum sitzen. Ich bin ein paar Minuten zu spät. Soll ich da jetzt wirklich reingehen? Zu den AA? Den **A**si-**A**lkis? Den **a**bgestürzten **A**ldibiersäufern? Den **a**bschäumigen **A**bfallleckern? Der Ruf dieser Gemeinschaft ist so schlecht, dass mir fast übel wird. Ich hätte mir nie träumen lassen, je mit den AA oder sonstigen Selbsthilfegruppen zu tun haben zu müssen. Vor Scham und aus Verzweiflung könnte ich heulen.

»Hallo, ich bin Anke. Ich bin Alkoholikerin. Und das ist Ludwig.« »Genau«, sagt der Mann. »Auch Alkoholiker.« Ich kann es gar nicht glauben. Irgendwie habe ich den Weg durch die Tür geschafft und die beiden Menschen, die mich so herzlich begrüßen, sind gar keine Asis. Oder Alkis. Sie sehen ganz normal aus. Nein – sie sehen extrem sympathisch aus. Anke ist ein paar Jahre älter als ich, hat rote lockige Haare und ist eine typische, stoische Norddeutsche. Ludwig ist um die sechzig, sieht gemütlich und durch und durch liebenswert aus. Beide sind Menschen, denen ich von der ersten Sekunde an vertraue. Ich komme mir wie ferngesteuert vor; in Trance.

»Schön, dass du da bist«, sagt Ludwig mit einer authentischen, warmen, unglaublich freundlichen Stimme. Ich muss schlucken. Mir ist fast zum Heulen zumute. Ich habe alles erwartet – nur nicht diese Herzlichkeit. So willkommen habe ich mich noch nie irgendwo gefühlt.

Ich schaue mich im Raum um. Vielleicht bin ich falsch hier. An den Wänden hängen Zitate der Anonymen Alkoholiker, Schautafeln mit den zwölf Schritten und zwölf Traditionen.

Bevor die Stille peinlich wird, fange ich an, von meinem Projekt zu erzählen. Ludwig und Anke gratulieren mir zu meinen hundert Tagen Trockenheit. Meine Leistung finde ich nicht so überragend und wiegle ab. Doch Ludwig fragt mich, ob ich viele Menschen kennen würde, die seit hundert Tagen nicht getrunken haben. Ich überlege – »Nein«, sage ich. »Keinen.«

Dann erzählen sie ihre Geschichten. Anke war klassische Kneipensäuferin, ist mehrmals die Woche abgestürzt, hat ihr

Leben immer mehr verloren und ist schließlich über eine Entgiftung bei den Anonymen Alkoholikern gelandet. Das ist jetzt schon fast dreißig Jahre her. Die Gruppe habe ihr Leben gerettet. Ankes Geschichten ähneln meinen Erfahrungen. Eigentlich zu viel gesoffen – aber doch nicht mehr als das Umfeld und nicht so schlimm, dass man richtig aufgefallen wäre. Aber innerlich spürt man unmissverständlich, dass das Leben wegen des Alkohols mehr und mehr aus den Fugen gerät.

Ludwig hingegen war härterer Trinker. Er soff am Ende seiner Karriere tagsüber, abends, nachts, immer und überall. Selbst bei der Arbeit war er so betrunken, dass er schließlich nach Hause geschickt wurde. Und das war seine Rettung. Denn erst als er am Boden lag, hat er aufgehört. So wie die meisten, erzählt er. Seine Wohnung sei eine einzige Müllhalde gewesen. Nachts sei er zur Tankstelle gelaufen, um sich gegen alle Versprechen eine Flasche Korn zu kaufen. Dann habe er sich in den Matsch neben der Tankstelle gesetzt, wo andere Säufer immer hinpissten, und habe heimlich die Buddel geleert. Eigentlich wollte er sich umbringen, ging dann aber zu den Anonymen Alkoholikern und wurde dort nach und nach trocken.

»Und jetzt sitze ich hier«, sagt er, »führe ein meist glückliches Leben und kann gar nicht glauben, dass ich mal in diesem Sumpf gesteckt habe.« Plötzlich habe ich Tränen in den Augen und schlucke einen Kloß runter. Diese beiden Menschen kommen mir so rein vor, so geläutert. So eins mit sich, wie ich es gerne wäre. Wenn die beiden Alkoholiker sind, ist es gar nicht so schlimm, wenn ich auch einer sein sollte.

»Ich habe das Gefühl, mit niemandem über mein Problem reden zu können. Ich glaube, deshalb bin ich eigentlich hier«, sage ich.

»Das kennen wir«, betont Anke. Ihre Augen leuchten hell, fast blitzen sie. »Mit Menschen, die trinken, kannst du nicht über das Nichttrinken reden. Das ist nun mal so. Hier kannst du offen und ehrlich darüber sprechen. Vermutlich nur hier. Und zwar mit Gleichgesinnten, die dein Problem kennen und verstehen.«

Anke und Ludwig erklären mir die Grundidee der Anonymen Alkoholiker: »Nimm dir jeden Tag vor, für die nächsten 24 Stunden nicht zu trinken. Und lass immer das erste Glas stehen. Mit diesen beiden Prinzipien kommst du gut über die Runden. AA hat den Verstand und das nackte Überleben von Hunderttausenden gerettet.«

Ist das nicht zu einfach? Das erste Glas stehen lassen und für 24 Stunden nicht trinken? Aber ich gebe zu, 24 Stunden nicht trinken klingt besser, als ein Leben lang nicht trinken. Vermutlich kann man diese Strategie auch auf andere Bereiche anwenden: Zucker, Kaffee, Kakao.

»Für uns ist Alkoholismus eine Krankheit. Wir teilen unsere Erfahrungen, Kraft und Hoffnung im Gespräch miteinander und versuchen so, dem Alkohol fernzubleiben«, sagt Ludwig. Ich bin mir allerdings nicht sicher, ob Alkohol tatsächlich eine Krankheit ist. Krebs ist eine Krankheit. Oder Rheuma. Oder die Ruhr. Gegen diese Krankheiten kann ich selbst wenig machen, und es liegt nur bedingt in meiner Hand, sie zu stoppen.

Bei der Trinkerei ist das anders. Ich entscheide von mir aus aufzuhören. Also ist Sucht keine Krankheit, sondern ein Zustand. Allein sprachlich gibt es den Unterschied zwischen haben und sein: ich **habe** Krebs – aber ich **bin** Alkoholiker. Kein Mensch würde sagen: Ich habe Alkoholismus. Vielmehr könnte man sagen: Ich bin dem Alkoholismus verfallen – dies ist wiederum passiv und zeigt an, dass dieser Zustand von außen über einen gekommen ist so wie jede Krankheit.

»Wir bei AA sind die größte Anarchie der Welt«, sagt Ludwig ein bisschen stolz. »Wir kennen keine Hierarchie, keine Mitgliedsbeiträge, keine Vorschriften oder so etwas. Wir sind alle gleich. Basisdemokratisch. Es interessiert nicht, ob du Arzt bist oder Straßenfeger. Anwalt oder Kellner. Wir nehmen keine Gelder an, unterstützen uns gegenseitig und finanzieren uns selbstständig. Bei uns befinden sich ausschließlich Trinker, die die Sauferei bestens kennen und für immer nüchtern bleiben wollen. Wir helfen, weil wir helfen möchten und das Helfen als Teil unserer eigenen Genesung ansehen. Wir glauben, dass nur ein Alkoholiker einem anderen Alkoholiker helfen kann.«

»Was heißt das genau?«, frage ich.

»Wenn wir unsere Geschichte teilen, erinnern wir uns wieder daran, wie schlecht es uns ging, als wir noch aktive Säufer waren. Genauso ergeht es uns mit den Geschichten der anderen. Im anderen erkennen wir unsere eigenen Programme, unsere Lügen, unseren Selbstbetrug und unsere Sucht. Durch den Austausch werden wir zusammengeschweißt und geben ein unausgesprochenes Gelübde ab: nie wieder trinken.«

Dann drückt mir Ludwig eine Kaffeetasse in die Hand. Auf ihr steht das Gelassenheitsgebet der Anonymen Alkoholiker eingraviert: »Gott gebe mir die Gelassenheit, Dinge hinzunehmen, die ich nicht ändern kann, den Mut, Dinge zu ändern, die ich ändern kann, und die Weisheit, das eine vom anderen zu unterscheiden.«

Anke schenkt mir zum Abschied *Das Blaue Buch* der Anonymen Alkoholiker und meint, dass sie sich freuen würde, mich am Montag in der großen Runde zu begrüßen. Dann würden sich nämlich bis zu zwanzig Menschen in diesem Raum treffen und ihre Erfahrung, Kraft und Hoffnung teilen.

Ich gehe wie benommen nach draußen und muss erst einmal tief durchatmen. Wieso fühlte ich mich bei diesen wildfremden Menschen so wohl und willkommen? Warum stimmte nichts mit dem überein, was ich erwartet hatte? Zum ersten Mal überhaupt hatte ich das Gefühl, mit Menschen zu sprechen, die mich wirklich verstehen.

Zu Hause lese ich *Das Blaue Buch* in einer Nacht durch – 400 Seiten, die Bibel der Anonymen Alkoholiker. Pflichtlektüre für jeden, der schon mal zu viel gesoffen und dies irgendwann als problematisch eingestuft hat. Die Anonymen Alkoholiker wurden 1935 in den USA von zwei hoffnungslosen Säufern gegründet, einem Börsenmakler, genannt Bill W., und einem Arzt, genannt Dr. Bob. Die beiden Männer hatten herausgefunden, dass das gegenseitige Gespräch über ihre Sucht wie ein Ventil wirkte und sie bei der Abstinenz unterstützte. Sie besuchten Suchtkranke in einer Klinik und halfen auch diesen, vom Alkohol wegzukommen. So entstand die erste AA-Gruppe. Vier Jahre später veröffentlichten sie *The Big Book* (*Das Blaue Buch*), das mittlerweile über eine Million Mal weltweit verkauft und in mehr als 70 Sprachen übersetzt wurde. Inzwischen gibt es Zehntausende von Gruppen und mehrere hunderttausend Menschen in 180 Ländern, die zu den Anonymen Alkoholikern gehören. Genaue Zahlen gibt es natürlich nicht, da niemand Buch führt.

Die Erkenntnisse aus meiner Lektüre und vor allem die Lebensgeschichten der geheilten Alkoholiker sind packend wie ein Roman – nur spannender, weil alles wahr ist. In fast jedem Schicksal erkenne ich mich oder einen meiner Freunde wieder.

Die Heil-Quote der Anonymen Alkoholiker liegt bei über 50 Prozent im ersten Anlauf. Das heißt, dass jeder zweite, der eine Gruppe aufsucht, sofort mit dem Trinken aufhört. Weitere 25 Prozent hören nach ein paar Rückfällen auf, und der Rest bekommt sein Problem immerhin besser in den Griff. Damit sind die AA tausendfach erfolgreicher als jede Sucht-Station oder Entgiftungs-Einrichtung der Welt. Wobei ich diese Zahlen aus dem *Blauen Buch* unter Vorsicht hier veröffentliche – Statistiken, bei denen keine empirischen Zahlen erhoben werden, sind zumindest anzuzweifeln. Außerdem kommen nur Menschen zu den AA, die wirklich bereit sind aufzuhören. In

Suchtkliniken kommen die, bei denen es keinen anderen Ausweg mehr gibt. Viele werden dort auch zwangseingewiesen.

Dennoch fasziniert mich diese Organisation, und ich beschließe, kommenden Montag zum großen Treffen zu gehen.

»Anonyme Alkoholiker sind eine Gemeinschaft von Männern und Frauen, die miteinander ihre Erfahrung, Kraft und Hoffnung teilen, um ihr gemeinsames Problem zu lösen und anderen zur Genesung vom Alkoholismus zu verhelfen.

Die einzige Voraussetzung für die Zugehörigkeit ist der Wunsch, mit dem Trinken aufzuhören.

Die Gemeinschaft kennt keine Mitgliedsbeiträge oder Gebühren, sie erhält sich durch eigene Spenden.

Die Gemeinschaft AA ist mit keiner Sekte, Konfession, Partei, Organisation oder Institution verbunden; sie will sich weder an öffentlichen Debatten beteiligen, noch zu irgendwelchen Streitfragen Stellung nehmen.

Unser Hauptzweck ist, nüchtern zu bleiben und anderen Alkoholikern zur Nüchternheit zu verhelfen.

Ich bin Ole, und ich bin Alkoholiker.«

Ole klappt das Büchlein zu, aus dem er vorgelesen hat, lächelt mich freundlich an und eröffnet die »Befindlichkeitsrunde«. Es sitzen ungefähr zwanzig Menschen um einen ovalen Tisch, nennen ihre Vornamen, sagen der Reihe nach, dass sie Alkoholikerin oder Alkoholiker sind, und geben eine kurze Wasserstandsmeldung über ihr derzeitiges Befinden ab.

Warum sagen Menschen, die seit 20 Jahren keinen Tropfen angerührt haben, sie seien Alkoholiker? Und im Gegenzug behaupten wir von Menschen, die zehn Bier saufen, sie würden sich einen schönen Tag machen. Das passt doch alles nicht.

Zu sagen: »Ich bin Alkoholiker« klingt fast wie ein Tabubruch – als dürfte ich so etwas nicht sagen. Mir ist fast schlecht vor Aufregung. In dieses Klischee will ich nicht gesteckt werden und erst recht nicht zu diesen Betroffenen gehören und bemitleidet werden für eine Krankheit, die ich nicht anerkenne.

»Ich bin Timm.« Ich mache eine Pause. »Ich bin kein Alkoholiker. Und mir geht es nicht sonderlich gut. Ich bin vor allem nervös.«

»Herzlich willkommen, Timm«, sagt Ole. Er ist ein Berg von Mensch. Man sieht ihm nicht an, dass er früher zu viel gesoffen hat – höchstens zu viel gegessen. Seine Ruhe und Gelassenheit verteilen sich über den ganzen Tisch. Auch wenn AA keine Hierarchie kennt, ist Ole derjenige, der diesen Abend moderiert.

Nach der Befindlichkeitsrunde heben ein paar Leute ihre Hände und bitten um Wortmeldung. Ole notiert die Namen der Reihe nach und ruft dann einzeln auf.

»Hallo, ich bin Rolli, und ich bin Alkoholiker«, sagt der Mann neben mir. Er ist ein paar Jahre älter als ich, gut durchtrainiert und alles – nur kein Alkoholiker. »Es ist immer schön, wenn Neue an unseren Tisch kommen. Davon leben wir in unserer Gemeinschaft.« Er guckt mich so durchdringend an, dass ich eine Gänsehaut bekomme. »Ich konnte anfangs auch nicht sagen, dass ich Alkoholiker sei. Das ist ganz normal. Das liegt daran, dass das Bild des Alkoholikers in der Gesellschaft schief ist. Ein Alkoholiker ist nicht jemand, der unter der Brücke pennt. Sondern jemand, der mit dem Zeug nicht mehr vernünftig umgehen kann. Der unter der Brücke steht auf der letzten Stufe. Um die nicht zu erreichen, kommen wir hierher. Oder jemand kommt hierher, wenn er sie schon erreicht hat. Für mich ist ein Alkoholiker jemand, der sich keinen schönen Urlaub mehr ohne Alkohol vorstellen kann.« Rolli erzählt, dass er schon mit 25 zu den Treffen gekommen sei. Er hat bereits als Jugendlicher Vollgas gegeben und ist so abgestürzt, dass er bereits in diesen jungen Jahren alles verloren hat: Job, Familie, Wohnung. »Bei mir ging es rapide bergab«, erzählt er. »Das Zeug wirkte bei mir Wunder – in beide Richtungen. Und je mehr ich versucht habe, meinen Konsum zu kontrollieren, desto kostbarer wurde jeder Drink. Heute, wo ich seit 30 Jahren nicht mehr trinke, kann ich mir gar nicht mehr vorstellen, dem Alkohol so verfallen gewesen zu sein. Selbst wenn es eine Pille gäbe, die mir erlauben würde, wieder vernünftig und kontrolliert zu trinken, würde ich darauf verzichten. Wozu sollte ich mir eine Substanz von außen zuführen, damit es mir innerlich besser geht? Wenn es in mir selbst nicht gut aussieht, muss ich daran arbeiten. Also am Innern. Und nicht am Außen. Das ist so, als hätte ich zu wenig Öl im Motor und würde die Kontrolllampe kaputtmachen, um den Öl-Notstand nicht zu sehen. Damals litt ich unter geistigem und spirituellem Notstand. Erst wenn ich diesen Mangel ausgeglichen habe, brauche ich keine fremden Substanzen mehr, um mich glücklich zu fühlen.«

Da man in dieser Runde anscheinend nicht nachfragt und jeden immer ausreden lässt, lasse ich die Fragen in meinem Kopf offen: »Was ist denn spiritueller Notstand überhaupt? Was heißt Mangel am Innern?« Aber vielleicht werden diese Fragen später beantwortet.

Rolli bedankt sich am Ende seines Wortbeitrags, und die Runde sagt wie aus einem Mund: »Danke, Rolli.« Automatisch muss ich lächeln. Hier scheint alles ritualisiert zu sein. Und obwohl sich Rituale abnutzen, erfüllen sie hier deutlich den Zweck der Dankbarkeit und Achtsamkeit.

Einige am Tisch erzählen von ihren persönlichen Alltags-Problemen. Doch niemand jammert und schimpft über die anderen, wie es sonst in unserer Gesellschaft häufig der Fall ist. Auch ohne Alkohol gibt es natürlich Probleme im Leben – aber sie lassen sich jetzt klarer und zielorientierter lösen. Einer erzählt, dass Alkohol ihm immer geholfen habe, über Probleme hinwegzukommen. Und als der Alkohol zum Problem wurde, habe er angefangen, das Problem mit dessen Ursache zu bekämpfen. Und dann sei es steil bergab gegangen. Dass er trotzdem aufgehört habe, sei reine Gnade. Ihm hätte eine höhere Macht geholfen.

Nach der Pause zwinge ich mich, den Arm zu heben und meine Geschichte zu erzählen, auch wenn sie nicht halb so spektakulär ist wie die der anderen.

»Ich bin Timm. Und ich bin – nein! Ich kann das hier nicht sagen. Ich bin kein Alkoholiker!« Ich muss schlucken. »Ich weiß nicht, ob ich hier richtig bin.« Ängstlich schaue ich zu Ole, der mir mit verschränkten Armen gegenübersitzt, breit grinst und dann ermutigend zunickt. Ich atme tief durch und erzähle meine Geschichte. Von den Besäufnissen als Jugendlicher, den ersten richtigen Abstürzen, der Studentenzeit und den Jahren vor meiner Pause. Ich will nichts aufbauschen und nichts beschönigen. Meine Säuferkarriere ist im Vergleich zu den meisten hier am Tisch ein Kindergartenausflug. Ich vergesse, mich fürs Zuhören zu bedanken, und als die Pause ein bisschen zu lang wird, sagt Ole »Danke, Timm«, die anderen fallen mit ein. Alle lächeln wissend. Oder bilde ich mir das nur ein? Seltsamerweise fühle ich mich nach meinem kleinen Vortrag sehr viel ruhiger als vorher. Mein Herz schlägt langsam wie im Schlaf. Ist das der Effekt, den die Anonymen Alkoholiker immer wieder heraufbeschwören? Sprich über dein Problem, und die Last fällt ab – kann es so einfach sein?

Anke meldet sich. »Bitte, Anke«, sagt Ole.

»Ich bin Anke, und ich bin Alkoholikerin«, sagt sie auf eine Weise, die ahnen lässt, dass sie diesen Satz schon tausendmal von sich gegeben hat. »Am Anfang konnte ich auch nicht sagen, dass ich Alkoholikerin bin«, räumt sie ein. »Bei mir hat es zwei Jahre gedauert, bis ich mir eingestehen konnte, dass nicht ich den Alkohol kontrolliere, sondern dass er die Kontrolle über mich hat. Aber das konnte ich erst verstehen, als ich den Freundinnen und Freunden hier zugehört habe. Es ist nämlich immer sehr viel einfacher, sich selbst zu bescheißen als andere. Durch das Zuhören bin ich mir erst über meinen eigenen Selbstbetrug klar geworden. Und da hier eine Menge Leute sitzen, die schon seit Jahrzehnten nicht mehr trinken, kann jeder hier von jedem lernen. Die neuen von den alten und umgekehrt.«

Die zwei Stunden vergehen schneller als ein guter Saufabend in einer wilden Kneipe. Zum Schluss steht die gesamte Runde auf, hält sich an den Händen und spricht das Gelassenheits-Gebet. Danach wünschen sie sich gegenseitig gute 24 Stunden und sagen im Chor: »Komm wieder, es funktioniert.« Ich komme hundertprozentig wieder, auch wenn mich dieses Abschluss-Piep-Piep-Piep-wir-haben-uns-alle-lieb-Ritual leicht beschämt zurücklässt.

In der nächsten Woche habe ich das Gefühl, zu einem Geheimbundtreffen zu gehen. Wir teilen ein geheimes Wissen und sind durch dieses Wissen miteinander verwoben. Zum ersten Mal sitze ich mit Menschen an einem Tisch, die tatsächlich seit Jahren ohne Alkohol leben und dabei noch glücklich sind. Jeder von ihnen ist mein Vorbild.

Als ich heute von meiner Isolation und den fehlenden Freunden rede, fange ich plötzlich an zu weinen. Alles bricht aus mir heraus: die Einsamkeit, das Eingeständnis, ein Alkoholproblem zu haben, die Scham, bei den Anonymen Alkoholikern zu sitzen, die Erkenntnis, dass ich das Saufen einfach nicht kontrollieren kann, die Angst, unendlich viel Lebenszeit und Kapazitäten wegschmissen – weggesoffen zu haben. Neben der Trauer liegt eine permanente Wut auf eine Gesellschaft, die das Saufen zu ihrem Abgott erklärt hat und diejenigen verurteilt, die mit dem Rauschmittel nicht umgehen können.

Nur in dieser Runde kommen diese Dinge hoch. Nicht in meinem Tagebuch und nicht in meinen Gedanken. Schon gar nicht gegenüber Freunden oder Familie. Vielleicht sind diese Eingeständnisse übertrieben. Vielleicht äußere ich sie nur, um den AA-Freunden noch näher zu sein. Ich weiß es nicht. Auf jeden Fall kann ich nicht mehr aufhören zu heulen und schäme mich noch nicht einmal dafür.

Sie muntern mich auf und unterstützen mich. Und sie sprechen viel von einer höheren Macht, von Gott, von Spiritualität. Schon in den ersten drei der berühmten zwölf Schritte steht:

1. Wir gaben zu, dass wir dem Alkohol gegenüber machtlos sind und unser Leben nicht mehr meistern konnten.

2. Wir kamen zu dem Glauben, dass eine Macht, größer als wir selbst, uns unsere geistige Gesundheit wiedergeben kann.

3. Wir fassten den Entschluss, unseren Willen und unser Leben der Sorge Gottes, wie wir ihn verstanden, anzuvertrauen.

Konnte ich mein Leben wirklich nicht mehr meistern? Wenn ich an eine Macht glaube, die mir meine geistige Gesundheit wiedergeben soll, heißt das, dass ich geistig nicht gesund bin? Etwa geisteskrank? Ja – das war ich sicherlich. Aber welchem Gott soll ich mich anvertrauen?

Seit meinem Entschluss und dem 1. Januar spüre ich plötzlich eine Kraft in mir, die Nein sagt. (Oder sagt sie eher Ja? Ja zur Nüchternheit?) Hatte ich diese Kraft selbst in mir ausgelöst, oder war diese höhere Macht dafür zuständig, von der die Anonymen Alkoholiker immer sprechen. Einer aus der Gruppe sagte heute, dass es wie beim russischen Roulette sei. Jeden Sechsten trifft es. Den einen früh, den anderen spät, manche nie. Einige schaffen es als junge Menschen aufzuhören, andere saufen sich zu Tode. Viele brauchen einen Unfall, Krebs oder eine Psychose, um sich mit ihrem Alkoholismus auseinanderzusetzen. Irgendwann macht die Leber nicht mehr mit. Oder das Herz. Oder sie bringen sich spontan um, weil das Unglück sich nicht mehr wegsaufen ließ. Und andere schaffen es aufzuhören, als wäre es in ihrem Lebenslauf einprogrammiert. Es kommt ein bestimmter Tag, und sie lassen das nächste Glas stehen.

Ich weiß nur, dass ich es nicht selbst im Griff hatte zu entscheiden, wann ich aufhöre. Es überkam mich einfach. Genauso wenig habe ich es im Griff zu entscheiden, wie lange ich es ohne Alkohol aushalte.

Auch wenn ich Religionen, Riten und Gläubigen von jeher zutiefst misstraue, glaube ich an die Wirkung der AA-Meetings. Ich vertraue diesen zwölf Schritten. Ich sehe an den Menschen in der Runde, dass sie Gott vertrauen, geistig gesund sind, ihr Leben meistern. Und zwar seit zwanzig, dreißig, fünfzig Jahren ohne Alkohol. Mehr Beweise brauche ich nicht, um fest daran zu glauben, dass auch ich ohne Alkohol ein Leben lang glücklich sein kann.

FAZIT NACH VIER MONATEN

1. Zum ersten Mal in meinem Leben bin ich wirklich stolz auf mich. Nicht, weil ich bei den Anonymen Alkoholikern bin, sondern weil ich meine tiefsten Ängste überwunden habe und zu dieser Gruppe gegangen bin. Auch wenn ich es noch nicht ganz beurteilen kann, habe ich dort das Gefühl, ein spirituelles Zuhause gefunden zu haben. Aber vielleicht übertreibe ich auch und habe einfach Sehnsucht nach sozialem Kontakt, nachdem meine alten Kontakte mehr und mehr wegbrechen. Es fühlt sich immer gut an, einer Gruppe anzugehören – egal welcher.

2. Ich werde langsam zu einem richtigen Musiker. Jetzt spiele ich schon in einer echten Percussiongruppe. Ich habe Talent!

3. Es ist gut, dass ich wieder mehr auf meinen Körper achte. Auch wenn die Termine beim Zahnarzt schrecklich waren, habe ich das Gefühl, mir selbst etwas Gutes zu tun. Dieses Gefühl möchte ich gerne kultivieren.

4. Ich stelle fest, dass eine Cola wie ein Cuba Libre schmecken kann, wenn man nur dran glaubt.

5. Mein Leben ist im Moment vergleichbar mit einem Kinobesuch. Zum ersten Mal nach der Stummfilmära sehe und höre ich laufende Bilder mit Ton. Fast sind die Eindrücke ein bisschen zu viel für den Anfang. Aber wer würde sich je die Stummfilmzeit zurückwünschen?

DIE LEERE IN MIR

Fantasie aus tausend Perlen

Die meisten Menschen hören auf, weil sie ein Schicksalsschlag ereilt oder ihr Trinkverhalten so absurde Formen angenommen hat, dass sie keine Wahl mehr haben. Das Leben war zu einer anhaltenden Krise geworden. Aber das war bei mir nicht der Fall. Ich war häufig glücklich. Manchmal sogar ohne Alkohol. Oder habe ich die Krisen gar nicht mehr wahrgenommen und als Lebensrealität akzeptiert?

Seit dem Test muss sich bei mir der Wunsch nach einem besseren Leben unterbewusst entwickelt haben. Ich habe mir dieses Datum an Neujahr gesetzt und dann einfach aufgehört. Mehr ist nicht passiert. Woher der Impuls genau kam, kann ich nicht sagen. Jetzt, nach bald einem halben Jahr, vergesse ich langsam, was eigentlich so übel an der Sauferei war.

Vielleicht sollte ich mich eher fragen, was mir der Alkohol gegeben hat, das ich ohne ihn nicht gehabt hätte? Erleichterung, Frieden, Entspannung, soziale Schmiere. Die kurzzeitige Erfüllung eines Zustands, den ich offenbar ohne Alkohol nicht erreichen konnte. Also ist die eigentliche Frage: Woher kommt das unzufriedene Befinden, aus dem ich mich durch Alkohol katapultieren wollte?

Ich hatte eine gute Kindheit, wurde selten geschlagen, bekam meist genügend Aufmerksamkeit geschenkt und wurde so viel oder so wenig geliebt wie andere Kinder auch. An mir begingen Eltern, Lehrer und der Rest der Gesellschaft die gleichen Fehler wie an allen anderen. Was ist also schiefgelaufen, dass ich irgendwann zu viel trank – und mit mir die zehn Millionen Landsleute? Was ist schiefgelaufen bei den ruinierten Handtaschen-Käuferinnen, den Pleite gegangenen Porschefahrern, den hartzenden Ex-Rolexträgern? Bei allen exzessiv Konsumierenden? Woher kommt die Gier? Warum befinden wir uns in einem Zustand, den wir ohne übermäßigen Konsum nicht ertragen können?

Unter Alkoholeinfluss war ich wie besessen. Als würde ich von einem Monster befallen, das Besitz von meinem Wesen ergreift und sich meiner bemannt. Dieses Monster hat in meiner Vorstellung einen riesigen, nackten, leeren Bauch, der unten offen ist. Es kann in sich reinschütten, soviel es will, die Monster-Gier wird nie gestillt. Eher im Gegenteil. Mit jedem Konsum bläht sich das Monster und damit sein Hunger weiter auf. Vielleicht ist die halbe westliche Gesellschaft von diesem Monster befallen. Manche Monster brauchen keinen Alkohol, sondern Ruhm, Geld, Sex, Internet, Glücksspiel, Essen, Macht oder gleich mehrere Dinge auf einmal. Das Monster ist die innere Leere, die nie von außen gestillt werden kann.

Doch diese innere Leere war nicht immer da. Ich muss also im Laufe meines Lebens etwas verloren haben, das zu dieser Leere geführt hat. Habe ich mich verloren? Doch welchen Teil von mir? Den seelischen, den psychischen? Oder ist das dasselbe? Was habe ich als Kind nicht bekommen, das ich jetzt so maßlos auffüllen muss? Wo ist die innere Macht geblieben, die ich als Kind noch besaß? Herrscht in unserer Gesellschaft nicht eine innere Armut? Eine Lücke, die ich – und all die anderen – versuche, mit äußerem Reichtum zu füllen? Rein materiell gesehen, ging es einer menschlichen Gesellschaft noch nie so gut wie uns. Und noch nie wurde so viel gesoffen, gedrogt, verpestet und weggeschmissen. Natürlich gab es auch noch nie so viele Möglichkeiten wie heute. Meine Suche nach dem Grund der Sucht wird also auch zur Suche nach der Ursache, die die innere Leere entstehen lässt.

Ich beschließe daher, mit Yoga zu beginnen. Seit meinem ersten AA-Meeting ahne ich, dass Spiritualität die Lösung sein könnte. Direkt vor meinem Büro ist ein Hot-Yoga-Studio. Bikram Hot Yoga ist der richtige Begriff, Höllen-Yoga würde es besser treffen.

Die Trainerin verkörpert den Idealtypus der Yogini: groß, apart, schlank und Augen, die genau das ausstrahlen, was ich suche: innere Ruhe und Kraft.

»Wir machen hier neunzig Minuten Yoga bei 40 Grad Celsius«, erklärt sie mit einer Stimme, die noch heißer ist als der Raum. »Insgesamt sechsundzwanzig Dehn- und zwei Atemübungen. Bei der Hitze dehnen sich deine Muskeln und Sehnen viel besser als bei normaler Temperatur. Versuch durchzuhalten und dann schau, ob Bikram etwas für dich ist oder nicht.« Dann lächelt sie mich an, als wüsste sie bereits, dass Bikram härter ist, als ich aussehe.

Nach zwanzig Minuten kann ich nicht mehr. Mein Kreislauf bricht zusammen. Ich muss mich hinknien und beobachte tanzende schwarze Punkte vor meinen Augen. Als es nach einer Stunde endlich in die liegende Serie geht, ist meine Yogamatte von meinem Schweiß so nass, als wäre ich damit duschen gewesen. Aber Bikram fühlt sich wahnsinnig reinigend und gut an. Es ist wie Sex in der Sauna ohne Reinstecken.

»Schweißtropfen sind Tränen des Fetts«, versucht die Yogini mich zu animieren. Aber ich kann nur noch knien und erkennen, dass diese Sportart stärker ist als ich.

Als die neunzig Minuten vorüber sind, sollen wir uns auf den Rücken legen, nur auf den Atem konzentrieren und unsere Gedanken vorbeiziehen lassen. Ich falle immer tiefer in meine Matte und befinde mich in einer entspannten Welt, die ich bisher nicht gekannt habe. Ist das Meditation? In diesem Zustand brauche ich auf keinen Fall Alkohol.

Für die ersten zehn Kurse gibt es ein Schnupperangebot für zehn Euro, das ich komplett ausnutzen möchte. Am nächsten Tag steht Vinyasa auf dem Programm, eine Variante des Hot Yoga bei schlappen 30 Grad. Hier wird mehr auf Atmung und längere Einhaltung der Positionen geachtet. Zum Schluss führt uns die Trainerin durch eine kurze Meditation, in der wir Dankbarkeit üben und uns vornehmen, friedlich und ausgeglichen durch den Tag zu gehen.

Auch diese Stunde wirkt besser als jeder Drink. Die Übungen sollen Geist, Körper und Seele miteinander verbinden. Ob das tatsächlich funktioniert, kann ich nicht sagen. Ich weiß nur, dass der Rest des Tages friedlich, erfüllt und glücklich verlaufen ist.

Bei meinem vierten Hot-Yoga-Termin gehe ich nichtsahnend mit Matte und Handtuch in den Raum, als ich Anna auf dem Boden liegen sehe. Herz und Kreislauf springen an, als würde ich seit drei Stunden in der prallen Sonne den herabschauenden Hund mimen.

»Stalkst du mich?«, fragt sie und lacht.

»Nein!«, rufe ich viel zu laut. »Ich wusste echt nicht, dass du Yoga machst.«

»War ein Witz«, sagt sie leise und lässt sich zurück auf ihre Matte sinken. Sie scheint zu meditieren. Damit sie nicht sieht, was für ein Anfänger ich bin, suche ich mir einen Platz auf der andere Seite des Raums. Ich bin völlig daneben, halte aber zum ersten Mal die neunzig Minuten durch und bleibe auch am Schluss mit meiner Atmung bei mir. Als ich sehe, dass Anna den Raum verlässt, stehe auch ich auf und folge ihr.

»Machst du schon lange Hot Yoga?«, frage ich.

»Seit einem halben Jahr ungefähr.«

»Und merkst du schon eine Veränderung?«

»Ja«, sagt sie. »Ich bin viel gelenkiger als vorher und fühle mich insgesamt besser in Form.«

»Und geistig? Bist du ausgeglichener oder so?«

»Vielleicht ein bisschen«, sagt sie. »Ich muss jetzt schnell duschen. Die Anstalt wartet.« Sie meint den NDR. Ich lache – schon wieder zu laut. Kann ich nicht ein bisschen mehr Aufmerksamkeit von ihr bekommen?

Beim Duschen konzentriere ich mich auf meinen Atem und versuche, nicht an sie zu denken. Was mir natürlich überhaupt nicht gelingt. Sie ist perfekt. Absolut perfekt. So hübsch, intelligent, ruhig, ausgeglichen. Ich muss irgendwie herausfinden, wann sie immer zum Yoga geht. Irgendwann hat sie vielleicht Zeit, danach mit mir einen Kaffee zu trinken. Wobei sie bestimmt keinen Kaffee trinkt. Sie sieht so gesund und bewusst aus.

Am nächsten Morgen fahre ich mit dem Rad ins Büro. Zum ersten Mal fällt mir auf, dass die zentrale Straße in Kiel gesäumt ist von Kneipen und Restaurants, in denen Menschen rund um die Uhr Alkohol trinken. An den Bushaltestellen und Litfaßsäulen lächeln mir junge, attraktive, glückliche Menschen entgegen, die ein Flensburger Pilsener in der Hand halten – und »Das flenst« in Sprechblasen von sich geben.

Zum Mittagessen hole ich mir eine Portion Sushi im Supermarkt und für den Abend alkoholfreies Bier. Zum ersten Mal sehe ich bewusst, wie blickfanggerecht kleine Schnapsfläschchen an der Kasse drapiert sind, damit die Alkis sich doch noch schnell mal einen gönnen können. Ob jeder, der sich hier dieses Zeug kauft, Alki ist? Oder gibt es Menschen, die nur ab und zu einen Kurzen am helllichten Tag trinken? Wenn ich also schon auf einem riskanten Level getrunken habe, wo stehen die dann? Welche Stufe haben Mini-Flaschentrinker gezündet?

Erst als Abstinenzler fällt mir die Omnipräsenz des Alkohols in unserer Gesellschaft auf. Die zehn Millionen wollen gefüttert werden und ihre jährliche Badewanne voll Stoff bekommen. Wieso sehe ich das erst jetzt? Oder werde ich langsam hysterisch?

Als ich aus dem Supermarkt gehe, husche ich noch schnell bei Rot über die Straße. Normalerweise schimpfen und hupen einem die Kieler in diesen Momenten hinterher. Es sind meist die Menschen, die bei Grün einfach losgehen, ohne nach rechts und links zu gucken, ob vielleicht doch jemand bei Rot über die Ampel fährt.

Doch heute steht ein Radfahrer an der Ampel und lächelt mich einfach nur freundlich an. Ich habe das Gefühl, zum ersten Mal seit Jahren grundlos von einem Fremden angelächelt zu werden. Liegt das vielleicht daran, dass ich selbst offener und erhobener durchs Leben gehe? Ich muss mich nicht mehr verstecken. Schäme mich nicht mehr für mein verlebtes Aussehen, für den Kater und die Depressionen. All das ist in den vergangenen Monaten verschwunden.

Am Abend trinke ich also mein alkoholfreies Bier. Es schmeckt ganz gut, aber nach zwei Flaschen reicht es. Mehr kann ich wirklich nicht in mich reinzwängen. Von alkoholhaltigem Bier konnte ich mehrere Liter ohne Probleme trinken und hatte immer noch nicht genug. Was läuft da im Körper ab? Oder im Kopf?

Langsam wird mein Leben wieder sozialer und erfüllter. Neben Yoga trommele ich zweimal die Woche in meiner Gruppe und treffe einmal die AA. Damit hat sich mein Leben in den vergangenen Monaten grundlegend verändert. Von meinen alten Freunden höre ich nur sehr sporadisch etwas. Mittlerweile haben alle mitbekommen, dass ich keinen Alkohol mehr trinke – und scheinen sich daher nicht mehr für mich zu interessieren. Manchmal erhalte ich Nachrichten. Es sind meist Witzchen oder schlüpfrige Filme, die in den sozialen Gruppen die Runde machen.

War ich früher auch so oberflächlich und habe es nicht bemerkt? Manchmal fehlen mir die Jungs sehr – doch dann erinnere ich mich, dass wir eigentlich immer nur betrunken eine gute Zeit hatten. Nüchtern oder gar verkatert hatten wir uns meist nicht viel zu sagen. Wir dachten, das wäre unter Männern normal. Erst jetzt ahne ich langsam, dass wir die Fähigkeit, nüchtern zu kommunizieren, verloren haben.

Nicht nur von meinen Freunden bin ich enttäuscht – ich bin es auch von mir. Darüber, dass ich damals nicht erkannt habe, was der Alkohol mit mir und meiner Umgebung macht.

Arbeiten muss ich zurzeit nur am Wochenende, meine Mitarbeiter vermiete ich regelmäßig an den NDR. Mir kommt mein neues Leben ähnlich surreal vor wie mein altes. Früher habe ich die Abende werktags vor der Glotze verbracht und die Wochenenden vor dem Glas. Heute – nur viereinhalb Monate später – schaue ich gar nicht mehr fern, habe sicherlich zehn Kilogramm abgenommen, bin voller Energie und fühle mich erfüllt, glücklich und unbeschwert. Alles, was mir fehlt, sind die wilden Nächte und die verrückten Momente von früher, die so nur unter Alkohol entstehen konnten. Ob es nach einem Jahr Pause vielleicht doch möglich sein wird, exzessfrei zu trinken, um auf diese Momente nicht ewig verzichten zu müssen?

Mehrfach hatte ich versucht, den Konsum zu reduzieren. Doch das klappte weder bei Zigaretten noch bei Alkohol. Dafür fehlt mir die Willenskraft. Schon immer wusste ich, dass es bei mir nur alles oder nichts gibt. Barfuß oder Lackschuh. Meine Lust zu saufen fing immer erst im Kopf an: Ich stellte mir vor, ordentlich einen zu heben. Dann rief ich Freunde an, ob sie mitmachen würden. Wenn niemand Zeit hatte, ging ich alleine in meine Stammkneipe. Dort traf ich immer jemanden, der mitsaufen wollte. In jeder Stadt hatte ich so eine Kneipe. Dass die Abstände zwischen den Saufabenden immer kürzer und die Mengen immer höher wurden, war mir natürlich klar.

Aber ich hatte auch immer dieses fast dümmliche Gottvertrauen, dass schon alles gut werden würde. Und im Moment muss ich sagen, dass sich das Gottvertrauen bestätigt hat. Es ist alles gut! Heute vergeht kein Tag mehr, den ich mir schneller zu Ende wünschen würde, um entweder abends saufen gehen zu können oder möglichst bald ins Bett zu gehen, um den Kater wegzuschlafen. Meine Angstzustände und Suizidgedanken sind verflogen. Ich habe das Gefühl, nichts mehr zu müssen. Ich muss nicht mehr auf Veranstaltungen gehen, um die Fassade aufrechtzuerhalten. Ich muss mich nicht mehr mit Freunden treffen, die mich eigentlich gar nicht interessieren. Ich muss vor allem nicht mehr trinken. Ich muss gar nichts mehr. Seitdem ich erkannt habe, dass ein Grund für meine Trinkerei meine innere Leere ist, stelle ich mir die Frage, ob ich nach diesem abstinenten Jahr irgendwie geläutert sein werde. Wenn ja, kann ich dann vernünftig und genussvoll trinken?

Durch meine Recherchen zu meinem Lieblingsthema bin ich auf den sogenannten Jellinek-Fragebogen gestoßen. Dieser beinhaltet 30 Fragen zum eigenen Trinkverhalten. Wer fünfmal mit »Ja« antwortet, hat schon ein Problem. Ich gehe den Test durch und antworte für die Person, die ich im vergangenen Jahr war:

»Leiden Sie an Gedächtnislücken nach starkem Trinken?« Da es nur »Ja« oder »Nein« als Antwort gibt, weiß ich nicht, was ich ankreuzen soll. »Manchmal« steht da leider nicht.

»Denken Sie häufig an Alkohol?« Auch diese Frage ist schwammig. Außerdem war ich mir in meiner nassen Zeit überhaupt nicht im Klaren, wie häufig ich an das Zeug dachte. Ich erinnere mich an einen Einkauf bei IKEA. In irgendeinem Regal standen sehr hübsche Vasen. Mein erster Gedanke war, dass man aus den Gefäßen wunderbar eine Menge Bier trinken könnte. Aber ich hätte damals nie gedacht, dass ich deshalb gleich ein Alkoholproblem habe.

»Trinken Sie die ersten Gläser hastig?« Kann schon sein. Manchmal – aber ist das schlimm? Am Anfang ist der Durst halt am stärksten. Dieser Fragebogen ist für Trinker in meinen Augen überhaupt nicht sinnvoll, weil sie nicht ehrlich zu sich sind. Weil sie das Problem noch längst nicht erkannt haben. Weil es allen in ihrer Umgebung so geht und das Problem deshalb nicht so schlimm sein kann. Auch die Frage: »Richten Sie Ihr Leben und Ihren Arbeitsstil auf den Alkohol ein?«, wird ein Trinker niemals ehrlich mit »Ja« beantworten. Findet dies statt, geht es schleichend vonstatten. Er erkennt gar nicht, dass sein Leben ohne Alkohol völlig anders aussehen würde. Wenn jemand also nur an bestimmten Tagen trinkt, weil er am nächsten Tag beruflich weniger gefordert ist, hat er dann trotzdem ein Problem?

Über die Frage: »Wurde die Verträglichkeit für Alkohol geringer?«, muss ich schmunzeln. Die meisten Trinker lallen schon nach zwei Gläsern Wein. Bei mir war das auch so. Für mich war das ein gutes Zeichen, denn das Lallen bedeutete, dass ich noch keine Alkoholtoleranz entwickelt hatte und somit nicht gefährdet bin. Das redete ich mir jedenfalls ein.

Fazit: Die tatsächliche Wirksamkeit dieses Tests sei mal dahingestellt. Ich persönlich kann mir nicht vorstellen, dass diese Art der Fragen weiterhelfen kann. Hätte ich mir früher eingestanden, ein Alkoholproblem zu haben, hätte ich mir trotzdem niemals Hilfe geholt. Da Trinken keine Krankheit ist, muss ich damit nicht zum Arzt gehen – dachte ich. Wer würde schon eine Lösung für ein Problem suchen, das er nicht als solches bezeichnen würde? Jetzt, nach den AA-Meetings, denke ich darüber anders. Mein Arzt heißt AA.

Da mindestens 90 Prozent der Erwachsenen in diesem Land Alkohol trinken, ist es nur eine Frage der Wahrscheinlichkeit, ob es einen erwischt oder nicht. Alkohol gehört zu uns wie die Muttersprache. So wie wir automatisch Deutsch gelernt haben, haben wir automatisch gelernt, dass Alkohol ein tolles Zeug ist, das man unbedingt zum Glücklichsein braucht – wer darauf verzichtet, der verpasst richtig was! Wir haben gelernt, dass Alkohol zu unserer Kultur, Tradition, Erziehung gehört. Ob das nun stimmt oder nicht, ist völlig egal. Hauptsache wir glauben daran. Eine westliche Gesellschaft ohne Alkohol ist so unvorstellbar wie ein Verbrennungsmotor ohne Öl oder Fotovoltaik im Keller.

Bei einigen funktioniert das Muttersprachelernen vernünftig, bei anderen nicht. Sie werden Legastheniker oder lernen nie, richtig zu deklinieren. Sie schreiben beispielsweise »für ein Freund«, weil man im Deutschen »ein**en**« nicht hört. Genauso schaffen es einige nicht, vernünftig Alkohol zu trinken.

Es ist für mich auch keine Frage der genetischen Disposition, sondern der Erziehung. Wenn schon die Eltern »für ein Freund« sagen und schreiben und noch dazu bei ihren Kindern nicht auf die Korrektur der Sprache achten, ist die Chance hoch, dass die nächste Generation ebenfalls »für ein Freund« sagt. Gleichzeitig gilt: Wer in einer Welt aufwächst, in der dem Alkohol gehuldigt wird, der wird vermutlich schwer lernen, mit ihm gemäßigt umzugehen.

Haben meine Eltern in ihrer Alkoholerziehung also versagt? Wie war das wohl bei ihnen selbst, bei meinen Onkeln, Tanten und deren Freunden. Soweit ich weiß, ist keiner Alkoholiker geworden – trotz oder wegen der Erziehung. Gas gegeben hat diese Generation genauso wie wir. Aber vielleicht stand ihnen das Zeug doch nicht permanent zur Verfügung, auch saß das Geld nicht so locker. Oder lebten sie einfach einen gesünderen Umgang mit sich selbst?

Soll ich meinen Eltern irgendwann erklären, warum ich jahrelang zu viel gesoffen habe und dass ich deshalb oft so garstig war? Dass ich nicht mehr trinke, wissen sie, aber den wahren Grund kennen sie nicht. Bestimmt würden sie sich fürchterliche Vorwürfe machen; sich fragen, was sie falsch gemacht haben. Bei diesem Gedanken frage ich mich hingegen: Wie kann ich es je wieder bei ihnen gutmachen? Vielleicht verstehen sie irgendwann, dass Alkohol nicht automatisch zu einem glücklichen Leben, einem gelungenen Abend oder einem erfolgreichen Geschäftsabschluss gehört. Ich hoffe es.

Diesen einen Vorwurf kann ich der Elterngeneration machen: Sie haben uns lediglich oberflächlich vor den Gefahren der Sauferei gewarnt, uns nie einen vernünftigen Umgang mit Alkohol vorgelebt und uns viel zu häufig zu verstehen gegeben, dass ein richtiger Kerl auch richtig saufen können muss.

Aber jetzt bin ich erwachsen und kann mich selbst erziehen. Ich kann meinen Glauben an die Großartigkeit dieses Gesöffs selbstständig über Bord werfen und ganz einfach mit dem Trinken aufhören. Auch wenn alle anderen meinen, ich sei nicht mehr normal.

Im Internet finde ich fünf verschiedene Typen von Trinkern:

Typ A: Erleichterungstrinker: Menschen, die Alkohol gezielt einsetzen, wenn sie Schwierigkeiten haben. Alkohol gibt ihnen eine scheinbare Sicherheit. Meistens sind sie körperlich (noch) nicht abhängig, aber sehr wohl seelisch.

Typ B: Gelegenheitstrinker: Sie trinken, weil es eben dazugehört. Beispielsweise zu Anlässen und in der Freizeit. Sie trinken regelmäßig und nicht selten große Mengen, haben häufig bereits Organschäden. Körperlich oder seelisch abhängig sind sie nicht.

Typ C: Gewohnheitstrinker (Spiegeltrinker): Sie müssen permanent ihren Alkoholspiegel halten, da sie sonst unter Entzugserscheinungen leiden. Nicht selten liegt dieser bei 2,5 Promille oder mehr.

Typ D: Quartalstrinker: Diese Trinker verlieren in unterschiedlichen Zeitabständen die Kontrolle über ihren Konsum. Sie können wochenlang keinen Alkohol trinken. Dann aber plötzlich überkommt sie ein unstillbares Verlangen nach großen Mengen, was nicht selten in tagelangem Vollrausch endet.

Typ E: Der süchtige Alkoholiker: Diese Menschen sind körperlich und seelisch abhängig.

Ich war Typ A und B – je nach Lebenssituation. Also Erleichterungs- und Gelegenheitstrinker. Wobei ich jede Gelegenheit nutzte. Typ C und D, Gewohnheitstrinker und Quartalstrinker war ich nie, da ich einen Kater nicht mit Alkohol bekämpfen konnte und vom Alkohol einfach irgendwann genug hatte. Und Typ E – der süchtige Trinker – war ich auch nicht, da ich nicht körperlich abhängig war.

Zu den typischen Feierabendtrinkern zählte ich auch nicht. Dafür habe ich zu wenig gearbeitet. Außerdem hatte ich als Journalist nie geregelte Arbeitszeiten – nine to five kenne ich nicht. Ein solches Leben wäre für mich auch undenkbar. Wobei ich Menschen, die Regelmäßigkeit glücklich macht, beneide. Beinahe. Viele Freunde und Verwandte leben solch ein geordnetes Privat- und Berufsleben. Nach Feierabend belohnen sie sich mit Alkohol; trinken Gin, Wein, Bier – es scheint fast egal, womit sie ihre Verspannung in Entspannung verwandeln. Früher luden sie mich manchmal ein und hatten extra Rum und Cola gekauft, weil ich das so gerne mag – ich meine: mochte.

An solchen Abenden redeten wir uns ein, unsere Sinne für das Gute und Schöne zu öffnen. Ein Problem mit Alkohol hatten wir selbstverständlich nicht. Und trotzdem war das abendliche »Gläschen« für die meisten schon fast ein Zwang. Der genüssliche Ausatmer nach dem ersten Schluck war mehr als Erleichterung – er war Ausdruck der Erholung, des Loslassens, des Glücklichseins. Der Lebensfreude, der Wertschätzung, des Genießenkönnens. Dieser erste Schluck Bier oder Cuba Libre oder was auch immer war bei mir, meinen Freunden und Verwandten das »wohlverdiente Ziel eines arbeitsamen Tages« – so hatte es tatsächlich mal einer ausgedrückt.

Als ich mich von meiner damaligen Freundin getrennt hatte und dringend eine Bleibe brauchte, zog ich vorübergehend zu einem Freund nach Frankfurt. Er war ebenfalls frisch Single und arbeitete für eine Bank auf dem Börsenparkett. Er setzte täglich Millionen um oder in den Sand. Wir tranken jeden Abend: Er goss sich einen auf die Millionen Euro, die das Parkett überflogen, und ich auf die Millionen Zuschauer, die meine Beiträge gesehen hatten.

Nach ein paar Wochen stellte ich fest, dass ich mich den ganzen Tag auf den Abend freute. Bis jetzt dachte ich, dass es die Freundschaft war, die uns verband. Die besondere Zeit. Das Single-Leben. Doch rückblickend betrachtet, denke ich anders. Da ich heute kaum noch Kontakt zu ihm habe, war es wohl doch eher die Wirkung des Alkohols, die uns verband. Wir führten grandiose Gespräche, teilten denselben spöttischen Humor und erzählten ziemlich offen von unseren Problemen und dem Kummer mit unseren Ex-Freundinnen, waren exaltiert und wonnetrunken. Immer, wenn wir uns sahen, kamen wir emotional und körperlich runter. Bei mir war die Entlastung fast greifbar. Der erste Schluck, und dieser ganze Hochdruck des aktuellen Tagesgeschäfts als Reporter war verschwunden. Manchmal tranken wir an einem Abend eine halbe Flasche unseres Lieblingsgetränks. Ein bisschen viel – klar. Aber natürlich kein Problem. Wir fanden es exquisit, Alkohol unbefangen und ausgiebig zu konsumieren, verstanden uns als Kinder des Konsums. Wir haben nie eine andere Welt kennengelernt. So wie unsere Eltern mit ihren Häusern, Autos und Jobs protzten, so sehr verachteten wir die althergebrachten bürgerlichen Werte und protzten mit unserer großzügigen Umgehensweise in Bezug auf das Trinken.

Meine Recherchen führen mich zu einem Artikel des Psychologen Louis Lewitan. Er stellt ein paar entscheidende Fragen, die meinem Kumpel und mir damals sicherlich zu denken gegeben hätten:

- Freue ich mich während des Tages auf meinen abendlichen Drink?

- Wie schwer fällt es mir, auf mein Ritual für eine Woche zu verzichten?

- Was würde passieren, wenn ich den Drink gar nicht mehr zu mir nähme?

- Wie schwer fällt es mir, ohne alkoholisches Getränk zu entspannen?

Hätte ich damals ehrlich auf diese Fragen geantwortet, wäre mir klar geworden, dass ich ein Alkoholproblem hatte. Die letzte Frage – wie schwer fällt es mir, ohne alkoholisches Getränk zu entspannen? – finde ich am interessantesten: Als ich noch trank, war mir gar nicht klar, wie angespannt ich ohne den gewohnheitsmäßigen Drink war – denn es gab ja keine längere Phase ohne ihn. Schon der Gedanke an einen Drink entspannte mich.

Aber bin ich jetzt entspannt? Habe ich nach 150 Tagen ohne Pegel eine Möglichkeit gefunden, Ruhe in meinen Geist zu bringen? Diese Prozesse sind so schleichend, und mir fehlt die Partnerin, um mir den Spiegel vorzuhalten.

Apropos: Ich beschließe spontan, in die NDR-Kantine zu gehen und mit den alten Kollegen zu essen. Natürlich gehöre ich dort nicht mehr hin und habe auch nur noch sehr wenig mit den Jungs von damals zu bereden, aber nach dem Treffen beim Yoga muss ich meine Traumfrau wiedersehen. Ich komme extra ein bisschen früher und bleibe ein bisschen länger – doch von Anna ist nichts zu sehen. Vielleicht ist sie nicht im

Haus oder auf Dreh. Um den Flurfunk nicht zu füttern, frage ich keinen der Ex-Kollegen nach ihr. Entgegen meiner Erwartung verfalle ich nicht in Resignation, sondern nehme nüchtern zur Kenntnis, dass es dieses Mal nicht geklappt hat. Offenbar trägt meine Alkoholabstinenz auch zu einer gewissen Steigerung meiner Frustrationstoleranz bei. Es sind diese kleinen Dinge, die schleichend in mein Leben treten und mir ein gutes Gefühl geben.

FAZIT NACH FÜNF MONATEN

1. Langsam komme ich hinter das Prinzip der Sauferei und stelle für mich die richtigen Fragen: Was genau bewirkt das Zeug? Und woher kommt die innere Leere. Beruhigend ist, dass diese innere Leere offenbar große Teile der Bevölkerung befallen hat und ich nicht der Einzige bin.

2. Yoga scheint eine Möglichkeit zu sein, diese innere Leere zu stopfen. Vielleicht ist es mein Weg in die Spiritualität, von der bei den AA so häufig die Rede ist. Dass ich beim Yoga auch noch meiner Traumfrau über den Weg laufe, sehe ich als gutes Omen.

3. Ich habe herausgefunden, dass ich ein Erleichterungs- und Gelegenheitstrinker war. Vom richtigen Alki, wie ihn sich die Gesellschaft vorstellt, bin ich also noch entfernt.

4. Ist die Frage gefährlich: Kann ich nicht wieder ein bisschen trinken und zum Beispiel Win treffen, aber trotzdem Yoga üben und trommeln gehen? Oder ist es beim Alkohol wie mit Zigaretten? Entweder man raucht, oder man raucht nicht. Ein bisschen rauchen geht nicht. Zumindest bei mir.

HALB VOLL

Weder geschüttelt noch gerührt – löscht Bücher-Durst

Weil ich so unendlich viel Zeit habe, beschließe ich, meine Bücher alphabetisch zu sortieren. Dabei fällt mir mal wieder *Endlich Nichtraucher* von Allen Carr in die Hände. Ich überfliege es noch einmal und finde am Ende einen Hinweis auf sein Buch *Endlich ohne Alkohol.*

Am nächsten Tag kaufe ich es in meiner Lieblingsbuchhandlung. Da ich Yoga-, Trommel- und AA-frei habe, lese ich das Buch in einem durch. Es ist genau so aufgebaut wie sein Nichtraucher-Buch. Einer Gehirnwäsche gleich erklärt Allen Carr immer wieder, dass Alkohol zu trinken absolut keine Vorteile biete. Gleich auf der ersten Seite bezweifelt er das Konzept der Anonymen Alkoholiker, dass Alkohol eine Krankheit sei, gegen die es kein Mittel gebe. Er behauptet, dass seine Methode jeden Menschen sofort ohne Qualen und Entzugserscheinungen auf Dauer vom Alkoholismus befreie. Carr vergleicht seine Methode mit dem Besuch beim Zahnarzt: Der Doktor behandele den Zahn, anschließend verschwinden die Schmerzen, und in den kommenden Tagen heile das Zahnfleisch. Weiter behauptet er, dass jeder, der Alkohol trinken müsse, um beim Ausgehen Spaß zu haben, oder ein Essen im

Restaurant nur mit einer Flasche Wein genießen könne, bereits in die Falle getappt sei. Dies würde noch nicht bedeuten, dass man sein Leben nicht mehr auf die Reihe bekommen könne, sondern schlicht, dass der Alkohol eine Rolle im Leben spiele, die dem Trinker seine natürliche Freiheit raubt. Jeder müsse sich die Frage stellen: Warum solle man jemals überhaupt den Wunsch haben, eine solche Droge zu konsumieren? Man würde ja auch nicht den Wunsch haben, sich eine Spritze Heroin zu setzen. In Carrs Worten klingt das dann so: »Warum sollte jemand eine giftige, hochgradig abhängig machende Droge zu sich nehmen wollen, die abstoßend schmeckt, das Leben beträchtlich verkürzt, das Immunsystem schwächt, die Konzentrationsfähigkeit herabsetzt und systematisch das Nervensystem zerstört, das Selbstvertrauen ruiniert und allen Mut beseitigt sowie die Fähigkeit, sich zu entspannen, und die im Laufe eines Lebens gerne mehr als 150.000 Euro verschlingt und absolut keinen Vorteil dafür bietet?« Carr gefällt mir – er ist radikal: »Beginnen Sie, sich vorzustellen, wie schön es sein wird, wenn Sie sich selbst nicht mehr vergiften.« Am Schluss des Buchs steht eine weltweite Adressliste. Natürlich gibt es auch in Deutschland Allen-Carr-Seminare. Ich schreibe an die entsprechende Kontaktadresse und berichte von meiner Idee, für ein Jahr keinen Alkohol zu trinken und darüber ein Buch zu schreiben.

Am nächsten Tag bekomme ich eine Antwort: »Sehr geehrter Herr Kruse. Ich lade Sie hiermit herzlich ein, an einem meiner nächsten Seminare ›Allen Carr's Easy Way‹ in Hamburg teilzunehmen. Beste Grüße Gabriela.«

Der nächste Termin, der für mich passt, liegt im September. Aber das Seminar läuft mir nicht weg. Normalerweise kostet es knapp 1000 Euro – mir wird es geschenkt! Ich habe im Moment das Gefühl, dass mein Leben glatt läuft. Alles fügt sich, nichts kommt mir schwierig und kompliziert vor. Liegt das alles – ach, lassen wir das.

Endlich haben wir unseren Bandauftritt – und ich bin dabei. Meine erste musikalische Performance und das auch noch vor mehr als 1000 Zuschauern. Wir spielen im Rahmen der Eröffnung der Kieler Woche. Bandleader Omar hat mir ein paar einfache Rhythmen auf den Congas gegeben. Ich muss mich fast nur an meinen Nebenleuten orientieren – und verspiele mich trotzdem. Omar merkt es sofort und schaut mich streng an, zeigt mir mit seiner rechten Hand meinen Takt, während er mit der linken seinen eigenen Rhythmus weitertrommelt. Er kann gleichzeitig südamerikanische Rhythmen trommeln, das Alphabet rückwärts aufsagen und die Wurzel aus 1.582.564 ziehen. Das Publikum scheint meine Fehler nicht zu merken, und einige wippen sogar im Takt mit. Beim zweiten Stück klatschen ein paar Leute in der ersten Reihe den Grundrhythmus, was mich völlig durcheinanderbringt. Aber Omar holt mich immer wieder zurück in den Takt.

Nach einer halben Stunde ist unser Auftritt beendet, und mittlerweile hat sich die Zahl der Zuschauer verdoppelt. Sie grölen und klatschen Beifall. Sie rufen sogar »Zugabe, Zugabe«. Omar peitscht uns nochmals ein, und wir spielen unser kompliziertestes Stück. Meine Hände trommeln wie von alleine auf meine Congas ein. Ich denke nicht mehr, sondern bin nur noch Rhythmus. Die Band besteht nicht mehr aus sechs Menschen mit zwölf Händen, sondern aus einem Takt. Wir sind wie ein Instrumentenkörper mit einem Dutzend Armen.

Als Omar mit einer bestimmten abgesprochenen Sequenz den Schluss einläutet, bin ich wie in Trance. Ich haue die letzte Triole raus und nehme den Beifall des Publikums als großes Rauschen wahr. Wie im Traum gehe ich mit den anderen an den Bühnenrand, halte ihre Hände und verbeuge mich. Omar gibt mir eine kleine Ohrfeige und sagt: »Gut gemacht, Junge. Aus dir kann noch mal was werden.« Dann haut er mir auf die Brust, sagt »Geil« und drückt allen eine Flasche Bier in die Hand. Ich bin ganz verdattert, proste an und nehme einen riesigen Schluck. Vollgepumpt mit Adrenalin, kann ich überhaupt nicht klar denken. Dann realisiere ich den Biergeschmack in meinem Mund und erschrecke, habe aber nicht das Gefühl, eben ein Verbrechen begangen oder gegen einen Codex verstoßen zu haben. Die Flasche trinke ich leer, doch werde ich jetzt mit Sicherheit nicht in alte Muster zurückfallen. Später fährt Omar mich nach Hause. Im Auto trinke ich sogar noch ein Bier. Aber das ist an diesem Abend egal. Ich habe das Gefühl, als Musiker neu geboren zu sein und weiß gar nicht, wohin mit all dem Glück.

Kiel ist bedeckt mit Scherben, Kotzlachen und Müll. Die Kieler Woche wird in diesem Jahr einen Konsumenten weniger verzeichnen als in den Jahren zuvor. Die zwei Biere gestern zählen nicht. Mehr als drei Millionen Besucher trinken eine Million Liter Bier – minus dreißig in diesem Jahr.

Die Veranstalter prahlen damit, die größte Segelregatta der Welt und das größte Volksfest Nordeuropas auszurichten. Dabei bekommt man von den Regatten in der Stadt gar nichts mit, und mit »Volksfest« hat die Sauferei sowieso nichts zu tun. Aus der ganzen Welt kommen Menschen, um bis zum Umkippen zu saufen – wie beim Oktoberfest, nur im Norden, am Wasser und bei Schietwetter.

Ich erinnere mich gut an meine erste Kieler Woche. Ich war damals neu bei der *Saarbrücker Zeitung* und sollte einen Artikel über die größte Regatta der Welt schreiben – irgendein Saarländer wollte die 505er-WM bei der Kieler Woche gewinnen. Hauptsache schön erzählt und bunt, sagte der Chefredakteur. Zur Kieler Woche wollte ich immer schon, vor allem, weil mein großer Bruder damals in der Stadt studierte. Leider steckte er mitten im Examen und hatte mir den Besuch eigentlich untersagt. Aber ich war schon immer schlecht im Gehorchen und Einsehen von Unabwendbarem. Also schmiss ich meinen Schlafsack auf sein Sofa, ließ ihn lernen, traf zwei

Freunde, nahm jeden Bierstand mit, schraubte auf dem Heimweg einen Baustellenzaun mit mehreren gelben blinkenden Lampen ab, torkelte mitten in der Nacht in die winzige Bude meines Bruders, baute den blinkenden Zaun in seinem Flur auf, stürzte über den Küchentisch und kotzte ins Klo. Als mein Bruder berechtigterweise nach dem Rechten sah, kotzte ich noch einmal und legte mich dann zum Schlafen in die Badewanne. Die Baustellenlampen blinkten die ganze Nacht. Mein Bruder machte kein Auge zu und legte trotzdem ein Einser-Examen hin.

Am nächsten Morgen schrieb ich den Artikel einer norddeutschen Sonntagszeitung ab, bastelte das Ergebnis des Saarländers ein, der ungefähr 51. wurde, fügte noch einen Passus über die in gefährlichem Maße saufenden Kieler ein und faxte das Ganze nach Saarbrücken.

Damals klaute ich nicht nur Zäune. Ich klaute alles, selbst wenn es niet- und nagelfest war. Sobald ich einen gesoffen hatte, brach in mir die Kleptomanie aus. Ich stahl beispielsweise einen Uhrenautomaten aus einem Döner-Shop. Das Ding war ein bisschen kleiner als ein Zigarettenautomat und wog ungefähr zehn Kilogramm. Man steckte eine Münze in einen Schlitz, woraufhin eine Kugel herausfiel, auf der eine Fahne klebte. Passte die Fahne mit einer der zwanzig Uhren im Sichtfenster des Uhrenautomaten überein, hatte man gewonnen. Als ich nach zehn Versuchen immer noch keine passende Fahne bekommen hatte, wartete ich einen günstigen Moment ab, hob das Ding an, hebelte es aus der Wand und schleppte es hinaus. Betrunken war ich vollkommen angstfrei – was sollte mir schon passieren? Ein anderes Mal stahl ich eine riesige Stehlampe aus einem Hotel. Ich ging einfach hinein, klemmte sie unter den Arm und ging wieder hinaus. Dreistigkeit war mein Schutz. Das Gleiche machte ich mit einer historischen Bahnhofsuhr, die in einer Kneipe hing und mir sehr gefiel. Ich stahl Lebensmittel, teuerste alkoholische Getränke oder sprang aus Taxen und rannte einfach davon. Einmal ging ich gemeinsam mit meinem kleinen Bruder in das beste Hotel in ganz Bologna, stellte mich an den Empfangstresen und orderte beim Portier einen der Schlüssel, die hinter ihm an einem Brett hingen. Wir bekamen eine Vier-Bett-Suite mit Blick auf die Piazza. Morgens checkten wir aus, legten den Schlüssel auf den Tresen und sagten »mille grazie«. Es waren Taten, an denen ich mich berauschte. Diebestouren waren unser Beweis, dass wir trotz unseres behüteten Lebens ein bisschen Zoff machen konnten. Doch ich muss aufpassen, dass ich meine Rauschnächte nicht romantisiere und die wenigen Heldengeschichten über die peinlichen Abstürze stelle.

In diesem Jahr erlebe ich die Kieler Woche also nüchtern, fange morgens um neun an, die Sendung vorzubereiten, Beiträge fertig zu machen und zu vertonen, Interviews zu führen und bei den Abläufen zu helfen. Mittags gehen wir auf Sendung, ich werde live aufs Wasser geschaltet, führe Interviews und versuche, Neuigkeiten über das stets miserable Wetter und die geänderten Wettfahrtbestimmungen einzufangen. Gegen 16 Uhr ist die Livesendung beendet, wir schneiden das Material und bereiten den nächsten Tag vor. Ich arbeite gewissenhaft und zielstrebig. Fast schon spießig.

Am Freitag steige ich klitschnass und durchgefroren von meinem Motorboot, und plötzlich steht sie vor mir: Anna. Ich hatte in den letzten Wochen weniger an sie gedacht; vermutlich, weil ich zu beschäftigt mit mir selbst und meinen Aktivitäten war.

»Ich habe dich schon auf dem Screen gesehen«, sagt sie. Im Kieler Olympiahafen steht eine riesige Leinwand, auf der die Zuschauer vor Ort unsere Sendung live verfolgen können. »Machst das gut«, sagt sie und umarmt mich zur Begrüßung. Ich bedanke mich und bin ganz verdattert. Wir haben uns seit der NDR-Party nicht mehr berührt. Und jetzt im Regen – ich bin noch verwirrter als nach dem Trommelauftritt.

»Was machst du denn hier?«, frage ich sie.

»PR für den NDR.«

»Ach, vom Olympiahafen?«

Sie nickt. »Ich muss jetzt los«, sagt sie.

»Mach's gut.« Ich vergesse, sie nach ihrer Nummer zu fragen. Oder ob sie heute Abend Zeit hat. Oder morgen. Oder irgendwann. Oder … Dann ist sie weg, und meine ganze Liebe für diese Frau flammt wieder auf.

Jeden Abend gehe ich mit der gesamten Truppe essen – wobei ich nur alkoholfreie Weizen bestelle und die allabendlichen Partys ohne mich stattfinden müssen. Stattdessen gehe ich spazieren oder früh in mein Wohnmobil.

Am letzten Abend kommen alle Mitarbeiter noch einmal zusammen. Der Chef bedankt sich für »zehn geile Tage« und stapelt fünf Kisten Bier in unserer Mitte. Außerdem hat er einen Grill angeschmissen. Da es höchstens zehn Grad sind – ein ganz normaler Sommerabend in Kiel –, stehen wir alle dicht gedrängt um den Grill herum. Einer drückt mir ein Bier in die Hand. »Komm, zehn Tage Alkoholfreies reichen, oder?« Ich muss lachen.

Da ich nach unserem Trommelauftritt auch Bier getrunken habe, ohne gleich einen »Rückfall« zu erleiden, nehme ich das Bier gerne entgegen und proste mit den Jungs an. Auch ein zweites und ein drittes Bier gehen heute. Und dann höre ich auf. Kein Absturz. Kein Ausfall. Kein Filmriss. Einfach nur ein paar Bier und Schluss. Das alte Monster in mir scheint sich zur Ruhe gelegt zu haben. Ich habe nicht wie früher diesen Drang weiterzutrinken und mir restlos die Kanne zu geben. Zum ersten Mal seit Langem reicht es mir, ein bisschen berauscht zu sein.

Ist der Beweis, ein halbes Jahr keinen Alkohol trinken zu können, damit erbracht? Ich bin kein Alkoholiker. Vielleicht hatte ich ein Alkoholproblem, aber jetzt nicht mehr. Ist der Bann der Maßlosigkeit damit gebrochen? Kann ich manchmal ein bisschen trinken und es genießen, ohne gleich wieder total abzustürzen? Wie ist das mit Menschen, die esssüchtig sind? Die können doch auch geheilt werden und stopfen sich nach erfolgreicher Behandlung nicht mehr bis zum Erbrechen voll. Schließlich müssen Menschen essen – da muss es also eine Möglichkeit der Nahrungsaufnahme geben, die nicht krankhaft ist. Einen solchen Weg muss es doch auch beim Alkohol geben.

Egal wie man es dreht, mein Vorsatz war: ein Jahr ohne. Dieses große Ziel habe ich auf jeden Fall nicht erreicht. Als ich gegen Mitternacht alleine in meinem Bett liege, schwappt der Alkohol in Form von schlechtem Gewissen durch mein Unterbewusstsein. Ich wollte doch ein Jahr nichts trinken. Gar nichts. Nicht einen Schluck! Bin ich mental zu schwach, um meine eigenen Vorgaben zu erfüllen? Lüge ich mir etwas vor, wenn ich behaupte, ab jetzt maßvoll trinken zu können? Habe ich schon vergessen, warum ich aufhören wollte? Welche großartigen Veränderungen ich in den vergangenen Monaten durchlaufen habe? Wie gut es mir geht?

Ein bisschen Alkohol zu trinken, ist vielleicht möglich. Aber will ich das wirklich? Käme dann nicht irgendwann wieder der Punkt, an dem ich viel lieber so lange trinke, bis die volle Wirkung des Alkohols einsetzt? Bis die Benebelung beginnt, die Hemmungen schwinden und dieses kurze Gefühl des totalen Glücks und der Angstlosigkeit einsetzt?

Ein bisschen Alkohol zu trinken, ist eigentlich Quatsch.

FAZIT NACH SECHS MONATEN

1. Ich habe es zweimal geschafft, Bier zu trinken, ohne komplett abzustürzen. Jedes Mal habe ich maßvoll getrunken; beim ersten Mal zwei Biere, dann einen Schluck Sekt (der zählt nicht) und dann drei Biere. Ich hatte nicht diese Lust, wieder Vollgas zu geben und die Stadt ins Wanken zu bringen.

2. Ich habe meinen Schwur gebrochen. Ich lese mein gesamtes Tagebuch noch einmal durch und bin jetzt doch mehr entsetzt, als ich mir eingestehen möchte. Das Projekt »Ein Jahr ohne Alkohol« hat nicht geklappt. Wenn ich streng mit mir wäre, müsste ich jetzt schreiben, dass ich versagt habe und das Projekt gescheitert ist.

3. Ich hatte meinen ersten Bandauftritt – live. Vor über tausend Zuschauern. Am Ende war ich wie berauscht. Besser als bei jedem Besäufnis.

4. Ich habe Anna endlich wiedergesehen. Und sie hat mich sogar umarmt. Und gelobt. Wie soll ich bloß an ihre Handynummer kommen?

DRITTES QUARTAL

DAS VOLLE PROGRAMM

NÜCHTERN WAR NEULICH

Erfrischt in die zweite Halbzeit

Die zweite Jahreshälfte beginnt mit einer freudigen Nachricht: Im Stadtrat Kiel darf wieder Bier getrunken werden. Seit 20 Jahren war dort der Alkoholkonsum verboten – doch jetzt hat der Kieler Stadtpräsident auf Wunsch aller Fraktionen von seinem Hausrecht Gebrauch gemacht und das Verbot aufgehoben. Jetzt sind die Versammlungen bestimmt nie mehr zäh und öde und die Themen weniger nüchtern. Vielleicht werden im nächsten Jahr auch wieder Zigarren erlaubt sein.

Ein Kollege veranstaltet ein Beach-Volleyball-Turnier – und Anna ist auch da! Wie es mein Glück und die Gunst der Götter wollen, wird sie in mein Team gelost. Da ich seit meiner nüchternen Zeit eine viel bessere Figur habe, spiele ich wie die anderen (die es sich leisten können) mit nacktem Oberkörper. Anna in sehr knappen Sportklamotten. Ihre Volleyballkünste sind beschränkt. Aber sie lacht so süß, wenn sie sich einen Ball an den Kopf baggert oder danebenpritscht oder auch mal gar nicht reagiert. Ballsport gehört offenbar nicht zu ihren Stärken. Doch das ist genauso perfekt wie der Rest an dieser Frau. Sie nimmt unsere Final-Niederlage viel lässiger hin als ich. Das Gewinnen-Müssen scheint beim Sport nicht in ihren Genen zu stecken.

Nach dem Turnier springen alle Teilnehmer in den angrenzenden Westensee. Anna und ich schwimmen etwas abseits hinaus zu einer kleinen Insel. Wir unterhalten uns über Yoga, über die Stadt, die Schulzeit. Es fühlt sich so natürlich an, mit ihr zu reden, als würden wir uns schon ewig kennen. Nie ist das Gespräch stockend oder spröde. Ich muss mich die ganze Zeit zusammenreißen, sie nicht anzustarren – so hübsch ist sie. Ob sie sich mit jedem Menschen so unterhalten kann?

Sie ist so offen und wahrhaftig, dass ich ihr fast von meinem Anti-Alkohol-Experiment erzähle. Aber weil ich im vergangenen Monat geschummelt habe, halte ich lieber den Mund. Sie schaut mich an, als wüsste sie, dass ich etwas beichten wollte. Aber in ihrer dezenten, verständnisvollen Art drängt sie mich nicht. Ich bete, dass ich ihr früher oder später alles erzählen darf.

Als sich die Veranstaltung langsam auflöst, nehme ich allen Mut zusammen und frage sie möglichst lapidar nach ihrer Nummer – falls sie mit mir mal einen Kaffee trinken wollen würde oder so. Sie ist viel zu schlau, um meine plumpe Anmache nicht zu belächeln, und zückt ihr Handy. »Gib mir mal deine Nummer«, sagt sie. Und als sie meine Daten gespeichert hat: »Rufen Sie nicht uns an. Wir rufen Sie an.«

Der beste Freund meines großen Bruders fand die perfekte Definition dafür, was ein echter Freund ist: jemand, den ich nachts anrufen kann, damit er mich vom Flughafen abholt und dem ich noch nicht mal dankbar sein muss.

Noch heute finde ich diese Definition perfekt; vor allem den letzten Teil. Ein Freund tut Dinge, weil er ein Freund ist. Er hinterfragt nicht, er bewertet nicht, er urteilt nicht. Er gibt mir einen Ratschlag, wenn ich ihn danach frage. Und wenn ich nicht frage, schweigt er. Egal, in welcher Lebenssituation – ich kann auf ihn zählen.

Mir ist jetzt nach einem halben Jahr Nüchternheit (bis auf die Kieler Woche) aufgefallen, dass ich meine engen Freunde nicht mehr fragen kann, ob sie mich nachts irgendwo abholen können, weil sie dann meist betrunken sind. Am Wochenende sowieso, und auch unter der Woche ist die Chance sehr hoch, dass sie nicht mehr fahren dürften. Bei mir war das bis vor sechs Monaten genauso. Vielleicht hat mich deshalb noch nie jemand um Hilfe gebeten. Man hätte mit mir immer einen Saufen gehen können. Aber auf mich gezählt hätte ich selbst nicht.

Da ich mir fest vorgenommen habe, wieder sozialer zu sein, nehme ich die Einladung zu einer Party bei einem meiner ältesten Freunde an; ein klein wenig auch deshalb, weil ich gerührt bin, dass sich endlich mal jemand bei mir meldet. Die meisten der Detmolder Jungs sind nach dem Abitur zum Studium nach Hamburg gegangen und dort hängen geblieben. Fast alle geben weiterhin so Gas wie mit 17 im Brösel oder im Lui oder wie die wenigen Läden damals hießen, in denen wir gegen die Bürgerlichkeit ansaufen konnten.

Während ich mich mit meinem Wohnmobil durch die Baustellen der A7 nach Hamburg quäle und mich auf meine alten Kumpels freue, fällt mir eine Geschichte von früher ein: Die Hunky Dory Music Hall in Detmold hatte gerade die letzten Schnapsleichen rausgekehrt – also uns. Es muss vier Uhr früh gewesen sein. Wir saßen zu siebt oder acht in einem alten Passat, grölten die Ärzte, hatten Bierdosen in den Händen und wären nie auf die Idee gekommen, dass unser Leben in höchster Gefahr sein könnte. Der Weg durch den Teutoburger Wald hoch zum Hermannsdenkmal ist steil und gewunden. Es war Herbst, Blätter lagen auf der Straße, und unser Freund Tommy brachte seinen Passat unter Vollgas auf achtzig oder neunzig Stundenkilometer. Bergauf. Fünfzig waren erlaubt. Plötzlich kam der Wagen ins Schleudern, wir gerieten auf die linke Straßenseite, und der Abgrund raste auf uns zu wie in einem Videospiel auf dem PC64. Irgendwie schleuderte der Wagen zurück nach rechts Millimeter am Abhang vorbei, wir standen verkehrt herum auf der düsteren Straße und schauten uns verblüfft an. Niemand war angeschnallt.

»Kannst du hier wenden?«, fragte jemand.

»Joa, geht schon. Irgendwie.«

Ein bisschen langsamer und bedächtiger fuhr Tommy den Berg hinauf. Wir soffen, bis die Sonne aufging, und fuhren dann alle zu Tommy und pennten bei ihm. Irgendwann nachmittags wachten wir auf.

Ich erinnerte mich an nichts wirklich klar – außer an das Schleudern. Mein kleiner Bruder sagte morgens: »Das war scheiße«, und kratzte sich die Rastalocken. Ich nickte und wusste, dass wir Schwein gehabt hatten. So wie immer. So wie für immer.

Wenn ich heute zum Hermannsdenkmal hochfahre, muss ich immer an diese Aktion denken. Und an unsere Eltern. Um ein Haar hätten sie hier zwei Söhne auf einmal verloren. Ich weiß noch genau, welche Rechtskurve es war. Links geht es mehrere hundert Meter bergab. Der Hang ist mit Bäumen bewachsen, die unseren Sturz gebremst hätten. Vielleicht wäre nichts passiert. Vielleicht wären wir auch alle draufgegangen. Ich weiß es nicht. Es ist auch müßig, darüber nachzudenken. Ich weiß nur, dass wir aus dieser Aktion nichts gelernt haben. Doch – von da an fuhr ich lieber selbst betrunken Auto, weil ich mich für den besseren Fahrer hielt.

Ich parke mein Wohnmobil am Fischmarkt und fahre mit dem Rennrad zu Tommy. Da ich viel zu früh dran bin, setze ich mich noch an die Elbe und genieße den Sommer. Die ersten norddeutschen Sonnenstrahlen in meinem nüchternen Leben wärmen mich. Aus dem Nichts wird mir eine Sache klar: Es ist gar nicht so, dass sich nur meine Freunde und Bekannten weniger bei mir gemeldet hätten als zu meiner aktiven

Zeit. Es ist vielmehr so, dass auch ich mich weniger bei ihnen gemeldet habe. Denn eigentlich tat ich das immer nur angetrunken. Nüchtern hatte ich überhaupt keinen Bock auf Gespräche. Ich war viel zu sehr mit mir selbst beschäftigt, um mir deren nüchternen Alltagskäse anzuhören. Der interessierte mich gar nicht – genauso wenig, wie die mein Kram interessierte. Wenn ich jemanden anrief, dann um durchzustarten. Und da ich nicht mehr durchstarte, ruft mich niemand an, und ich melde mich auch bei keinem Menschen. Wieso war mir das nicht vorher klar? Welche Erkenntnisse warten noch auf mich? Blöd, dass ich nicht weiß, was ich nicht weiß.

Tommys Freundin öffnet mir die Tür. Fast jeder im Freundeskreis hat sich an ihren horizontalen Kunststücken erfreut. An Tommy ist sie schließlich kleben geblieben. Ich kenne sie zu gut, um nicht zu sehen, dass sie ihre Besoffenheit zu kaschieren versucht. Ihr Silberblick und die entfesselten Gesichtszüge sprechen eine Sprache, die noch deutlicher ist als ihre Fahne. Sie ist die einzige Frau im Freundeskreis, die auf jeder Veranstaltung so besoffen ist, dass sie Mitternacht nie im Wachzustand erlebt.

Sie umarmt mich ein bisschen zu heftig und lallt, dass es schön sei, mich zu sehen. Aus der Küche scheppern die Ärzte: »Man könnte sie jetzt wunderbar als Postpaket verschicken, man könnte sie jetzt ideal in dieser Stellung ... uaaaa. Sweet, sweet Gwendoline.« Unser Musikgeschmack hat sich seit dem Abitur nicht wirklich verändert. Wir hören immer noch die gleichen Bands oder neuere Bands, die uns emotional an früher erinnern.

Tommy, Oli, Schmulli, Peppy, Michi, alle Jungs von früher – ich bin der einzige ohne Spitznamen – sitzen in der Küche, halten Bier in der Hand und haben sich kein Stück verändert. Ich habe keine Ahnung, ob sie auch ein Alkoholproblem haben. Auf jeden Fall bin ich der Einzige, der nicht mehr trinkt. Sie drücken mir ein Bier in die Hand, ich ploppe es auf, proste allen zu und tue, als würde ich trinken. Im Mittelalter hauten breite Barbaren ihre Kelche so heftig aneinander, dass sich ihre Getränke schwappend vermischten, um sicherzugehen, dass niemand den anderen vergiften wollte. Heute setzen wir als zivilisierte Barbaren ein Zeichen unserer Verbundenheit, indem wir uns meist unnatürlich lange in die Augen schauen, um sieben Jahre guten Sex zu haben. Ich habe keine Lust, mich zu outen, und lenke das Gespräch schnell weg von mir, frage, wie es den anderen geht. Wir tauschen Probleme beim Job aus, schneiden das Thema Politik extra nicht an, um uns nicht wieder zu streiten, fragen nach den Eltern und machen uns langsam auf den Weg.

Das Pudel ist ein Club in Hamburg, der vor ein paar Jahren abgebrannt ist und jetzt neu aufgemacht hat. Wir wollen die Eröffnungsparty unbedingt miterleben – als Reminiszenz an früher. Das Bier kostete zwei Mark, wir konnten ungestört kiffen und so wild Pogo tanzen, dass wir mit blauen Flecken nach Hause kamen. Man konnte im Pudel auch gegen die Wände springen, Kippen durch die Luft flippen und Gläser auf den Boden schmeißen, ohne dass sich jemand beklagt hätte. Keiner von uns war Punker. Aber im Pudel wurden wir alle für ein paar Stunden zum Punk. Und das war uns wichtig. Mir zumindest.

Heute ist es längst nicht mehr so abgefuckt wie damals. Es gibt jetzt richtige Regale mit Gläsern, saubere Tische und frisch gestrichene Wände. Ob sich das in den nächsten Jahren wieder verändert und so wird wie früher?

Schmulli drückt mir ein Bier in die Hand. Wir prosten an. Ich halte es einfach nur in der Hand.

»Bisschen schick hier.« Ich nicke. »Die ganze Welt ist schicker geworden«, sagt er. »Guck dir mal die Fußball-Nationalmannschaft an. Nur angepasste Streber und Schleimer. Keine Effenbergs und Baslers mehr. Genau das Gleiche passiert hier.« Wir stoßen erneut an. »Dass wir älter und ruhiger werden, ist ja normal«, sagt er. »Aber, dass die Jüngeren jetzt ruhiger sind als wir in zehn Jahren, ist irgendwie scheiße.«

Nüchtern traue ich mich nicht auf die Tanzfläche. Die anderen besoffen schon. Sie zappeln ziemlich wild. Lange Haare hat nur noch Tommy. Bei uns anderen sind sie ab. Heute ist es unerträglich, nüchtern zu bleiben. Kurz gehe ich nach draußen, schütte mein Bier aus, hole mir heimlich eine Cola am Tresen und schütte sie in meine Bierflasche. Es schäumt fürchterlich und tropft auf meine Schuhe. Peppy steht plötzlich neben mir und fragt, was mit meinem Bier los sei. Ich nuschele etwas von einer Mische und stelle das Glas Cola auf den Tresen. Er versucht, ein Gespräch anzufangen. Aber mir ist nicht nach Reden. Wozu auch? Wir haben uns noch nie wirklich füreinander interessiert. Er ödet mich an. Nüchtern erst recht. Aber vielleicht spüre ich jetzt meine eigene Langeweile. Meine eigene Überheblichkeit und Unsicherheit. Habe ich deshalb immer gesoffen? Bin ich genau davor immer weggelaufen? Vor der Durchschnittlichkeit meines eigenen Lebens?

An dem Abend leide ich erstmals akut unter meiner Abstinenz. Ich muss wohl lernen, ohne Alkohol unterhaltsam zu sein. Früher konnte ich allerdings Abende erleben, an denen ich auch mit Alkohol keinen Spaß haben konnte. Wie kriege ich die Kurve zwischen einem Bier, keinem Bier, vielen Bieren und zu vielen Bieren? Wieso war es früher so schön mit den anderen? Nur wegen der Sauferei? Das kann doch nicht sein. Das darf nicht sein. Da muss mehr gewesen sein. Vielleicht kann ich es nur noch nicht in Worte fassen.

Zum Schluss trinke ich doch noch ein echtes Bier mit den Jungs. Das Außenseiterdasein schmerzt zu sehr. Und ein Bier macht nichts, wie ich inzwischen weiß. Gegen Mitternacht schleiche ich mich nach draußen, steige auf mein Rad und fahre zu meinem Wohnmobil. Eigentlich wollte ich in Hamburg schlafen und morgens mit den Jungs frühstücken. Aber ich beschließe spontan zurückzufahren. Ich werde langsam soziophobisch.

Nach vielen Monaten höre ich endlich mal wieder etwas von Win. Er bekommt einen Journalistenpreis verliehen und würde sich sehr freuen, wenn ich nach Hamburg käme, um gemeinsam mit ihm zu feiern.

Schon wieder so ein Abend, an dem ich zutiefst bereue, dass ich nicht mehr trinke. Auch ein Joint, später ein Näschen Koks würden mir sehr guttun. Speed erst recht. Doch ich darf das Suchtmonster in meinem Hirn nicht zu sehr reizen – egal mit welchem Rauschmittel. Die Biere auf den letzten Veranstaltungen waren schon Reiz genug. Mehr als genug. Ich fürchte, dass der Damm einen winzigen Riss bekommen hat und brechen könnte.

Ich brauche dringend irgendetwas zum Festhalten und kämpfe mich zum Tresen vor. Immerhin habe ich so etwas zu tun und niemand merkt, dass ich mich fehl am Platz fühle. »Eine Cola Zero, bitte.«

Der Kellner zieht die Brauen hoch und nickt spöttisch. In seinem Blick steht geschrieben »armer Irrer«. Keinen Alkohol zu trinken, gehört sich nicht auf solchen Veranstaltungen. Ich schaue mich um und kenne niemanden.

»Der Herr?« Der livrierte Ober stellt die Cola vor mir ab.

»Danke«, sage ich und trinke gleich die Hälfte dieser winzigen Flasche aus.

»Scheiß drauf«, grölt jemand neben mir. Gläser klirren. Ihre Träger lachen. Sie scheißen auf Morgen, auf den Kater, die Arbeit, auf alles. Heute zählt. Gerade ist der Minutenzeiger einer riesigen Bahnhofsuhr über dem Eingang dieser Hamburger Fabrikhalle um eine Minute nach rechts unten gekippt – Minuten der Unsicherheit, des Unwohlseins und der Unzufriedenheit. Ich muss noch mindestens drei, eigentlich vier Stunden hierbleiben, um nicht unhöflich zu erscheinen. Das Gefühl – »Was? Schon Mitternacht?« – gibt es nüchtern nicht mehr. Es ist einem – »Was? Erst Viertel nach acht?« – gewichen.

Ich hätte nicht so pünktlich kommen dürfen, aber auch das ist eine Nebenwirkung des Nüchternseins. Irgendwie hat sich mein Timing verschoben.

Wie gerne würde ich mittrinken. Hemmungslos sein, irgendwelche Frauen anquatschen, tanzen, bis ich mein Hemd samt Sakko auswringen kann. Lachen. Ich würde gerne alle Menschen hier spannend, witzig und wahnsinnig liebenswert finden. So wie früher.

Tue ich aber nicht.

In dem Fabrikgebäude drängeln sich mehrere Hundert Rausgeputzte, die meisten entstammen der Journaille. Sie alle wollen Win sehen, der für eine seiner Reportagen den höchsten Fernsehpreis unseres Landes verliehen bekommt. Genau wie ich, würde jeder von ihnen gerne den großen Preis in Händen halten. Um sich trotzdem wie Sieger zu fühlen, werden die meisten heute Abend trinken und koksen. Mein schmerzlich-durchschnittliches Dasein wird mir erst nüchtern richtig bewusst. Manchmal denke ich, dass ich auch das Zeug zu einem Preis gehabt hätte. Aber dann hätte ich ein anderes Leben führen müssen. Ein nüchterneres.

»Komm! Einer«, flüstert eine verlogene Stimme in mir. »Leiden oder lallen?« »Einer ist keiner.«

In mir rattert es: Ich bin der, den hier niemand braucht, der Dubiose. Ich störe diejenigen, die sich im Laufe des Abends zum Supermann trinken, trippen und koksen. Sie kommen nicht mit mir ins Gespräch. Ich bin ihr schlechtes Gewissen. Ich kriege zu viel mit, höre jede schwere Zunge. Ich finde mich selbst langweilig. Die Noch-Nüchternen halten sich an ihre Freunde. Dem Colatrinker, dem Allein-Steher, dem Argusäugler weichen sie lieber aus.

Win wird belagert von Turnschuh tragenden Männern in gut sitzenden Anzügen und Handtäschchen tragenden Frauen in knappen Kostümen. Weder konnte ich »Hallo« sagen, noch in Ruhe mit ihm reden; ihm vielleicht sogar von meinem Selbstversuch erzählen. Irgendwann schaffen wir es dann doch, umarmen uns lange. Der Win und ich. Länger als nötig. Menschen sollen sehen, dass wir alte Freunde sind und den anderen etwas voraushaben, das diese zumindest an diesem Abend nicht mehr einholen können.

»Ja, ich bin alleine hier.«

»Cola?«

Ich nicke. Ich gratuliere. Klopfe ihm auf die Schulter. Win mustert mich. Wir haben uns so lange nicht gesehen. Er sieht meine Anspannung. Meine grauen Schläfen. Doch er sagt nichts. Wir haben noch genügend Zeit, uns auszutauschen. Dies ist nicht der Ort und nicht der richtige Zeitpunkt.

»Biste aufgeregt?«, frage ich ihn.

»Geht«, sagt er. »Kommt bestimmt gleich.«

Ich sehne die Preisverleihung herbei wie eine Erlösung, weil ich dann für die nächsten Minuten Programm habe und mich nicht unterhalten oder erklären muss. Plötzlich steht eine wirklich hübsche Frau vor uns. Sie hat schwarze lange Locken und ein Gesicht, für das Michelangelo tonnenweise Gestein geformt hätte.

»Wollt ihr auch noch ein Sektchen?«, fragt sie Win und mich. Alkoholiker benutzen gerne die Verniedlichungsform, um die Droge Alkohol zu bagatellisieren, schießt es durch meinen Kopf. Ich werde langsam alkoholphobisch.

»Nee«, sagt Win und zeigt auf sein Bier. Ich halte meine 0,2 Literflasche Cola Zero hoch, und sie zieht die Augenbrauen hoch. Ihr Blick verrät: Hä? Der Typ sieht aber aus, als ob er nichts anbrennen lassen würde. Wieso trinkt er denn Cola? In meinem Gesicht ist mein früheres Leben wie eine Tätowierung eingraviert. Ich sehe gesund und gleichzeitig verlebt aus. Jeder exzessive Rausch hat sich in meine Züge gefressen.

»Nina«, sagt sie und streckt mir ihre Hand entgegen.

»Timm.«

»Bist colasüchtig oder so?« Sie lacht. Es soll ein Witz sein. Sektglas und Cola-Fläschchen berühren sich und geben ein disharmonisches Klirren von sich. Ich lache ebenfalls und habe keine Lust auf das Gespräch. Ich will mich nicht outen. Auf die Antibiotika-Lüge habe ich auch keine Lust. Soll ich sagen, dass ich mit dem Zeug nicht so gut umgehen kann? Oder klipp und klar, dass ich Alki bin?

»Bist du krank oder so?«, mein Wahlgetränk scheint ihr keine Ruhe zu lassen.

Jetzt lache ich nicht mehr. »Ja«, hätte ich antworten sollen. »Ich trinke zu viel. Und du so?« Doch ich sage einfach nichts.

Wir stehen blöde voreinander. Sie fragt nicht, was ich habe. Das wäre unerzogen. Sie fragt aber auch nichts anderes. Denn das wäre oberflächlich. Wir stehen einfach nur da. Ich mit meiner leeren Cola. Sie mit ihrem Sektglas. Wir schauen in der Gegend umher. Auf unsere Füße. Mit Alkohol wäre diese Situation lockerer, redseliger, witziger, lebendiger, sicherer, unterhaltsamer, offener – alles. Dann treffen sich unsere Blicke. Sie ist richtig hübsch. Früher hätte ich mir jetzt schön einen mit ihr geschüttet und wäre noch vor Mitternacht … ach, lassen wir das. Früher ist ein ganzes Leben her.

Um mich herum machen sich die Geräusche des Alkohols breit. Ein Korken knallt. Ein Plopp-Verschluss öffnet sich. Der Barkeeper schüttelt einen Cocktailshaker durch die Luft. Ich liebte diese Geräusche. Sie machten mich glücklicher als alles andere. Ich erzählte sogar romantisch-verklärte Geschichten von diesen schönen Klängen, vom Ploppen, von klirrenden Eiswürfeln, von glucksendem Wein, ohne zu ahnen, was für einen langweiligen Stuss ich von mir gab. Leider hatte ich nicht viel mehr zu erzählen, als die Geräusche zu beschreiben, nach denen ich mich den ganzen Tag gesehnt hatte.

Win kann seine Neugierde nicht länger zurückhalten.

»Wieso trinkst du Cola? Also nicht, dass ich etwas gegen Cola hätte, aber an einem Abend wie heute?« In seiner Stimme liegt fast kein Vorwurf.

»Ich trinke keinen Alkohol mehr.« Win schaut mich interessiert an.

»Seit wann?«

»Neujahr.« Er rechnet, nimmt einen Schluck Bier und denkt nach.

Plötzlich gongt es.

»Scheiße, jetzt bekomme ich den Preis«, sagt Win. Wir umarmen uns schnell.

»Genieß es«, sage ich und komme mir blöd vor. Aber was hätte ich sonst sagen sollen? Ich setze mich irgendwo nach hinten – alleine – und beobachte, wie Win die Stufen auf die Bühne hochstakst. Er geht eckig. Wahrscheinlich schlägt sein Herz bis zum Hals. Ich kenne ihn. Er war früher sogar vor ganz normalen Interviews nervös; selbst wenn sie nicht live waren.

Auf dem Podium steht eine öffentlich-rechtliche Frau. »Lieber Wilfried. Ich möchte Ihnen …«

»Winfried. Ich heiße Winfried«, sagt er, indem er sich um mindestens einen halben Meter zum Mikro herunterbeugt.

»Ah, natürlich, lieber Winfried, verzeihen Sie. An einem solchen Abend. Sie wissen ja.«

Win nickt freundlich. Ihm ging es noch nie darum, andere blöd dastehen zu lassen. Er gehört einfach zu den gründlichen Menschen.

»Ich habe Ihre Reportage mehrfach gesehen, lieber Winfried«, sagt die Frau. »Besonders beeindruckt hat mich Ihre Professionalität. Als es um Leben und Tod ging, haben Sie und Ihr Kamerateam ganz ruhig weitergefilmt. Sie haben hier ein Dokument abgegeben, das auch in vielen Jahren noch ein Vorzeigefilm sein wird, an dem sich künftige Generationen messen lassen können.« Ihre Worte hat sie abgelesen, blickt jetzt auf, macht eine Pause, und wir klatschen. »Hatten Sie nie Angst?«

»Doch«, sagt Win. »Die ganze Zeit.«

Die Frau weiß nicht, ob sie lachen soll oder nicht.

»Erzählen Sie doch am besten selbst mal. Wie war das damals? Möchten Sie so etwas noch einmal erleben?«

Win fummelt das Mikro aus der Verankerung, um sich nicht die ganze Zeit bücken zu müssen. »Ob ich so etwas noch einmal erleben möchte? Haben Sie mich das gerade gefragt?«

Die Frau nickt.

»An diesen Tagen am K2, auf dieser Expedition, sind acht Menschen gestorben. Und zwar entsetzlich qualvoll. Kein schneller Tod. Die sind nicht abgerutscht und zerschellt. Die sind erfroren, weil sie sich im Nebel verlaufen haben. Die hatten drei Tage lang Todesangst. Und dann waren sie tot. Das Unvorstellbare für jeden Abenteurer ist tatsächlich eingetreten.«

»Das ist ja furchtbar«, redet die Frau dazwischen, indem sie sich hoch zu Wins Mikro reckt.

»Und wir saßen auf knapp 6000 Metern fest und konnten nichts tun. Wir wussten, dass die Männer vermutlich nicht überleben würden. Alles, was wir gemacht haben, war, die Kamera in den Nebel zu halten und zu warten. Um Ihre Frage also zu beantworten: Nein – ich möchte so etwas nicht noch einmal erleben.« »Aber dann haben Sie ja einen Film …«

Win unterbricht die Aberwitzige.

»Ich habe keinen besonderen Film abgeliefert. Ich war zufällig bei einem Ereignis dabei, das besonders schrecklich war. Aus den gegebenen Umständen und den vorhandenen Bildern habe ich eine ordinäre Reportage zusammengeschnitten. Mehr nicht. Den Preis bekomme ich dafür, dass ich zu einer Zeit an einem Ort war, an dem ein schrecklicher Unfall passiert ist. Ich stehe hier auch nur, weil wir zu feige oder zu vernünftig oder zu kaputt waren, die Männer zu begleiten.

Hätten die acht den Gipfel erreicht, wäre ich mit leeren Händen zurück nach Mainz geflogen. Ich würde auf diesen Preis sofort verzichten, wenn auch nur einer der Männer ...«

»Aber lieber Wilfried, nun stellen Sie Ihr Licht doch bitte nicht ...«

»Winfried.«

Ein Mann hüpft auf die Bühne und hält einen zwei Quadratmeter großen Scheck in die Luft. »12.000 Euro« steht darauf. Er nimmt Win das Mikro aus der Hand und gratuliert ihm. »Wissen Sie denn schon, was Sie mit dem schönen Geld machen werden?«

»Ja«, sagt Win. »Ich werde einen Teil meiner Schulden begleichen. Wie Sie wissen, fließen die Gelder für uns Filmemacher nicht mehr so wie früher.«

»Das ist doch wunderbar, lieber Herr Gunthersheim.«

»Gunthenhain.«

»Ja, richtig. Ich freue mich so für Sie. Ihren Namen wird man sich merken müssen.« Dann drückt er Win die Riesenpappe in die Hand und fordert ihn auf, den Scheck in die Luft zu recken. Win gehorcht.

Dann ist das Spektakel vorbei, und Win geht unter lautem Applaus von der Bühne. Er sieht verwirrt aus. Glücklich und unglücklich zugleich. Zielgerichtet steuert er Richtung Tresen. Ich gehe zu ihm.

»Was für eine Scheiß-Veranstaltung«, sagt er so laut, dass es die Veranstalter auch hören könnten. Dann bestellt er zwei Cuba.

Jetzt kann ich nicht Nein sagen. Dies ist so ein Moment, in dem es einfach unhöflich ist, nicht zu trinken.

»Geht doch«, sagt er, nachdem ich meinen ersten Schluck genommen habe. Cuba schmeckt immer noch. Wahrscheinlich ist es die Cola oder die Erinnerung. Oder was auch immer. In diesem Moment scheint es das richtige Getränk für mich und für meinen alten Freund zu sein. Fast hätten wir uns aus den Augen verloren. Aber jetzt stimmt das Gefühl wieder. Wir haben unsere Freundschaft zurück. Ich bestelle Nachschub. Auf einem Bein kann man nicht stehen, fällt mir ein. Ich sage es aber nicht laut. Zum Glück.

Nachdem ein paar weitere Preise verliehen wurden, geht die Party los. Win stellt mich seinen Freunden vor. Ein paar kennen mich noch von früher. Bei jeder neuen Runde gibt es neue Getränke. Ich halte mich jetzt nicht mehr zurück und trinke alles durcheinander. Warum sollte ich an diesem Abend nicht richtig Gas geben? Draußen steht mein Wohnmobil, es ist für alles gesorgt. Nach dem zehnten Drink begreife ich endlich, dass diese Nina Wins neue Freundin ist. Also Finger weg.

Endlich tanze ich wieder. Zum ersten Mal in diesem Jahr wirklich unbeschwert. Es macht Spaß, und ich denke nicht darüber nach, wohin mit den Händen, ob mein Rhythmus zur Musik passt oder ob mein Zappeln komisch aussieht. Ich bin wieder der Alte. Scheiß aufs Nüchternsein. Lieber ein kurzes intensives Leben als ein langes ödes.

Es ist taghell, als ich in mein Wohnmobil wanke. Dabei reiße ich die Vorhänge an meinem Bett ab und schlage mir den Kopf an der Aufhängung blutig. Für einen kurzen Moment macht mich das Blut wieder nüchtern. Dann bin ich weg. Mittags werde ich mit Kopfschmerzen, blutverschmiertem Gesicht und schlechtem Gewissen vom Regen, der auf mein Wohnmobil prasselt, geweckt.

Noch ein paar Stunden bleibe ich liegen. Verkatert geht nichts. Diese Tatsache ist im Laufe meiner nüchternen Monate in meiner Erinnerung immer mehr verblasst. Und so verpasse ich die Generalprobe für unseren Trommelauftritt nächste Woche bei der Landesgartenschau. Aber wir hatten die Stücke bei der letzten Show gut drauf. Was soll schon schiefgehen? Als mein Handy klingelt, ahne ich nichts Gutes. Es ist Omar, der Trommellehrer: »Hi Timm, du warst in den letzten vier Wochen nur einmal bei der Probe. Heute wäre deine letzte Chance gewesen. Aber selbst die Generalprobe hast du versäumt. Das bedeutet, dass du beim nächsten Auftritt nicht dabei sein kannst.«

Als ich gerade anfangen will zu protestieren, sagt Omar: »Du warst der beste Schüler, den ich je hatte. Wie mit einem Schlag ist dein Elan abgebrochen, deine letzte Probe war ziemlich schlecht, wie du selbst weißt. Und ich habe meine Regeln. Keine Generalprobe, kein Auftritt.« Dann legt er auf. Mir wird ein bisschen schlecht. Aber das kann auch von gestern kommen.

FAZIT NACH SIEBEN MONATEN

1. Ich habe auf der Preisverleihung wie in meinen besten Zeiten Vollgas gegeben. Vielleicht sogar noch schlimmer, aber das kann ich nicht beurteilen, weil ich mich an das Ende der Party nicht erinnere. Da muss man jetzt wohl von einem echten Rückfall sprechen, oder? Vorausgesetzt, man geht davon aus, dass ich ein Alkoholproblem habe. Habe ich keins, war's auch kein Rückfall, sondern lediglich der Schritt zurück in alte Gewohnheiten.

2. Dass ich nicht beim nächsten Trommelauftritt dabei sein kann, ist extrem ärgerlich. Ich werde mich bei Omar für mein Verhalten entschuldigen.

3. Anna hat seit zwei Wochen meine Nummer und sich nicht einmal gemeldet. Zum Glück habe ich ihre Nummer nicht, sonst hätte ich ihr gestern Abend wahrscheinlich besoffen eine Nachricht geschickt.

4. Zum ersten Mal seit Ewigkeiten war ich wieder mit den alten Jungs aus meiner Heimatstadt unterwegs. Aber ich muss zugeben, dass der erste Teil des Abends öde war. Die Gespräche waren zäh, das Gefühl der Freundschaft und Verbundenheit kam mir aufgesetzt und künstlich vor. Offenbar basierte vieles tatsächlich auf der Trinkerei – ohne sie klafft eine Lücke zwischen dem Früher und dem Heute.

5. Die alles entscheidende Frage: Ist das Experiment jetzt endgültig gescheitert?

FAHNENFLUCHT

Noch eine Kapitel von die Buch, die so schön 'at geprickelt in mein Oberstübschen

Trinken ist zurück in mein Leben getreten. Es fühlt sich seltsamerweise nicht falsch an. Der Rausch gehört zu mir wie Nahrungsaufnahme und Klogänge. Alkohol spielt wieder eine Rolle bei Freundschaften, in der Familie und bei der Arbeit. Gleichzeitig ist mir natürlich klar, dass ich besser nicht trinken sollte. Aber ein echtes Problem sehe ich im Moment nicht. Ich trinke nicht jeden Tag, und am Wochenende halte ich mich meist auch halbwegs zurück. Alkohol hilft, Frustrationen und schmerzende Gefühle zu unterdrücken. Jeder versucht doch auf seine Art, die Realität positiv zu verändern – durch ein neues Auto, einen neuen Partner, einen neuen Job, eine neue Sportart, mehr Likes oder mehr Meer. Außerdem bewege ich mich in einem System, das mir häufig zum Halse heraushängt. Da ich dem System nicht entfliehen kann, tut es gut, ab und an vor ihm zu fliehen. Gäbe es eine Anleitung, eine Karte, ein gemeinsames Gedächtnis, das mich lehrt, das System zu ändern oder zu lieben, müsste ich nicht zu Alkohol greifen – da bin ich sicher. Und wenn wir alle gemeinsam an einem Strang ziehen würden, um die Welt zu verbessern, griffe niemand zur Flasche, zum Joint oder zum Pflasterstein.

Doch wir ziehen nicht an einem gemeinsamen, sondern jeder zieht an seinem eigenen Strang. Das Problem ist also nicht der Alkohol. Das Problem ist die Realität. Und Alkohol ist die Lösung für dieses Problem. Er ist wie ein Schutzanzug gegen alles, was ich unerträglich finde. Solange ich diesen Anzug trage, kann ich mir nicht vorstellen, ohne ihn herumzulaufen. Ich käme mir nackt und angreifbar vor. Wie konnte ich bloß die vergangenen sechs Monate nackt herumlaufen?

Heute Mittag treffe ich mich mit einem Freund von früher, der schon immer zu viel trinkt. Ich mag ihn, er ist unkonventionell, vermutlich Millionär, aber auf dem Teppich geblieben. Wir öffnen schon um vierzehn Uhr eine Flasche Schampus und prosten auf einen fetten Auftrag an, den er »an Land gezogen hat«. Als der Korken knallt, sich die Gläser blubbernd füllen und die ersten Tropfen meine Lippen berühren, denke ich: Dieses Gesamtpaket ist der Grund, warum Alkohol so ein grandioses Zeug ist und einen solchen Siegeszug feiert. Es prickelt leicht auf der Lippe, dann im Mund. Anschließend breitet sich im Körperinnern eine wohlige Wärme aus, die bis in die Arme und Beine strömt. Schließlich gelangt die Wirkung bis in die Innenwelt und bringt dort Entspannung, Ruhe und Frieden. Der Freund drückt es so aus: »Für den Deal bin ich fast über Leichen gegangen. Und dieses Glas Champagner gebührt denen, die verloren haben. Und mir, der sich jetzt ein gutes Gewissen antrüllert.« Dann lacht er.

Ich weiß genau, was er meint. Bei mir ist die Scham, dass ich gestern einen Mitarbeiter angebrüllt habe, mit dem ersten Glas verschwunden. Mit Alkohol schaffe ich es, meine Welt so zu arrangieren, dass sie wieder schön ist. Dabei gelingt es mir sofort, dem Mitarbeiter für seine Blödheit zu vergeben – und mir für meine aufbrausende Art.

Natürlich wäre es besser, Vergebung, Ruhe und Ausgeglichenheit ohne Alkohol zu finden – aber im Moment schaffe ich das nicht. Kontrolliertes Trinken ist das Stichwort. Nach der Flasche Schampus bin ich brav nach Hause gegangen und habe einen Mittagsschlaf gehalten.

Kaum bin ich wach, klingelt mein Handy; Nummer unbekannt. Ich weiß sofort, dass sie es ist. Ob wir uns auf einen Kaffee bei mir um die Ecke treffen wollen. Sie sei gerade sowieso in der Nähe. Eine Viertelstunde später sitzt mir Anna gegenüber. Wie wahnsinnig hübsch sie ist. Wie offen und perfekt. Fast hätte ich das alles vergessen.

»Du siehst ein bisschen abgekämpft aus, kann das sein?«, fragt sie. Ich nicke und erkläre mein Aussehen mit Stress, zu wenig Schlaf und ein paar Sorgen mit einem Mitarbeiter. Von meinen Saufeskapaden und dem Schampus am Mittag will ich nichts erzählen.

Gedanken mache ich mir trotzdem. Hat sich der Alkohol tatsächlich so schnell wieder in mein Gesicht gefressen? Kann sie mir die halbe Flasche Schampus von heute Mittag etwa ansehen?

Irgendwie kommen wir auf das Thema zu sprechen. Sie sagt, dass sie praktisch nie trinken würde. Es bekomme ihr überhaupt nicht. Meist sei sie schon nach einem Glas verkatert. Ihr Körper sträube sich vor allem gegen die Histamine in Wein und Sekt.

Das ist der Moment. Ein besserer wird nicht kommen. Also erzähle ich Anna von meinem Projekt und dass ich gerade drauf und dran sei, es scheitern zu lassen.

»Wenn du ab und zu mal einen trinkst, ist das doch okay, oder?«

»Ich denke schon. Das mache ich im Moment ja auch. Es sollte nur nicht zu viel werden.«

Wir reden fast zwei Stunden, dann muss sie los, und wir umarmen uns einen Tick zu lange. Als sie den Raum verlässt, geht das Licht aus.

Am nächsten Morgen rufe ich sie an, ob sie vielleicht mit mir schwimmen gehen möchte. Das Wetter sei gerade so schön. Sie sagt, sie habe erst später Zeit.

Zum Sonnenuntergang treffen wir uns am Strand. »Gehen wir rein, solange noch ein bisschen Sonne da ist?«, fragt sie.

»Auf jeden Fall.« Außer uns ist niemand mehr hier. Sie steht auf, zieht sich nackt aus und geht ins Wasser. Ich kann nicht glauben, wie freizügig sie ist. Ich schäme mich immer ein bisschen für meine Figur, finde, dass ich zu wenig Muskeln habe, keinen knackigen Hintern und einen komischen Gang. Trotzdem springe ich auf, reiße mir die Klamotten vom Leib und laufe hinter ihr her. Wir schwimmen ein Stück, dann halten wir uns an einer Boje fest. Unsere Beine berühren sich kurz unter Wasser. Jetzt müsste ich sie küssen. Aber ich traue mich einfach nicht. Sie ist zu großartig, zu perfekt, zu sehr Traumfrau. Vielleicht will sie einfach nur mit mir befreundet sein, und dann mache ich alles kaputt. Vielleicht hat sie sogar einen Freund – auch wenn ich das sicherlich irgendwann mal erfahren hätte.

Aus Angst vor dem Kuss schwimme ich zurück. Am Ufer warte ich, bis sie neben mir ankommt, um parallel zu ihr an den Strand zu gehen. Seitlich kann sie mich nicht nackt begutachten – obwohl sie das bestimmt nicht machen würde.

Zusammen setzen wir uns auf ihr Handtuch und legen meins über unsere Schultern. Wir sind immer noch nackt – und ich traue mich immer noch nicht. Nach ewig langen schweigsamen Minuten atmet sie ein bisschen länger aus als sonst, steht auf und zieht sich an. Ich mache es ihr gleich. Auf dem Parkplatz umarmen wir uns wieder lange. Mehr passiert nicht. Sie schaut mich anders an als sonst. Ein bisschen skeptisch. Oder fragend. Zweifelnd. Vielleicht hat sie ebenfalls Angst, dass ich eine Freundin habe und ihr den Kuss ausschlagen würde.

In Schleswig-Holstein haben mittlerweile die Sommerferien begonnen. Vor mir liegen unzählige Wochen ohne Aussicht auf Jobs oder Abwechslung. Die Stadt ist voller Touristen, und die Städter fahren in die Ferien. Auch Anna ist im Urlaub. Unser Strandabend ist eine Woche her, ich vermisse sie entsetzlich, obwohl wir gar kein Paar sind. So hat es mich seit Jahren nicht erwischt. Ich habe keine Ahnung, was ich mit mir und der vielen freien Zeit anfangen soll. Meine Percussiongruppe macht Urlaub, und zu den Anonymen Alkoholikern bin ich seit Wochen nicht gegangen. Gehöre ich da jetzt überhaupt noch hin? Schließlich ist Trocken-sein-Wollen die Eintrittskarte. Yoga habe ich ebenfalls eingestellt. Es war doch eine ziemliche Strapaze, 90 Minuten bei 40 Grad irgendwelche Übungen zu machen. Da ich Anna dort auch nicht mehr getroffen habe, ließ ich es letzten Monat irgendwann sein. Häufig war ich einfach zu kaputt, um mich aufzuraffen.

Aber den Sommer über in Kiel zu bleiben, ist keine Option. So etwas machen nur Leute, die Wörter wie »Balkonien« benutzen. Ich habe keine Lust auf Kiel. Auf Balkonien erst recht nicht. Habe ja auch keinen. Drei Tage lang vertrödle ich meine Zeit im Bett, im Kino oder am Strand. Abends trinke ich manchmal noch ein paar Weizen in der Kneipe nebenan. Aber erstens kenne ich dort niemanden, und zweitens ist alles überfüllt. Beinahe fange ich wieder an zu rauchen. Ich kaufe mir sogar eine E-Zigarette und inhaliere Liquid ohne Nikotin. Zum Glück kriege ich davon Durchfall und lege es wieder beiseite. Irgendwann halte ich mich selbst nicht mehr aus und muss dringend etwas unternehmen.

Ich weiß nicht, warum – aber ich rufe einen alten Freund aus Kindertagen an: Slin. Wir haben uns fast aus den Augen verloren. Er lebt in Berlin. Vielleicht ist das der eigentliche Grund meines Anrufs. Das dicke B: »B« wie betrunken, berauscht, bekifft, breit, bunt – Berlin eben. Ich erzähle ihm, dass ich irgendwie Zeit totschlagen müsse, und keine Ahnung hätte wie. Drei Wochen Urlaub und keinen Plan. »Ich überlege, nach Berlin zu kommen. Würde dir das passen?«

»Du kannst super gerne kommen, Timm«, sagt Slin, »aber ich bin nächste Woche auf einem Seminar. Und ich habe meine Bude vermietet.«

»Ich komme trotzdem«, sage ich, packe meine Tasche, steige in mein Wohnmobil und fahre die knapp 400 Kilometer in einem durch. Slin wohnt in einer Altbauwohnung in Kreuzberg – für 250 Euro. Das gibt es also tatsächlich, denke ich. Allerdings wohnt er dort schon seit zwölf Jahren. Er hat sich verändert. Ist ruhiger geworden, gelassener. Irgendwie ausgeglichen. So, wie ich auch gerne wäre. Aber Berlin löst bei mir immer das genaue Gegenteil aus. Jedes Mal, wenn ich in der Stadt bin, habe ich Lust auf Alkohol und Drogen. Ob das der eigentliche Grund für meinen Anruf war? Wir ziehen los und setzen uns in die erstbeste Kneipe in der Bergmannstraße. Ich bestelle ein großes kaltes Bier. Und Slin – eine Apfelschorle!

»Ich trinke seit Jahren keinen Alkohol mehr«, erklärt er.

»Scheiße«, sage ich. »Das hatte ich dieses Jahr auch vor. Hat aber irgendwie nicht geklappt. Wie hältst du das durch?«

»Wie meinst du das?«

»Na ja, ich finde das Leben ohne Alkohol öde und unerträglich. Nach einem halben Jahr habe ich wieder angefangen.«

»Ist dir schon mal aufgefallen, dass man unter Alkohol anders ist als ohne?«

»Ja klar«, sage ich. »Deshalb trinkt man das Zeug doch!«

»Stell dir vor, du müsstest nicht mehr anders sein. Sondern wärest mit dem zufrieden, wie du bist und was du hast. Stell dir vor, du würdest lernen, auch mit unangenehmen Situationen klarzukommen.«

»Wäre natürlich geil«, sage ich. »Ist aber leider nicht der Fall bei mir. Prost.« Wir stoßen an. Aber tatsächlich schmeckt Bier nicht mit jemandem, der nicht mittrinkt. Jetzt weiß ich, wie sich die Leute um mich herum in den vergangenen Monaten gefühlt haben.

»Was ist denn das für ein Seminar nächste Woche?«

»Ist ein bisschen was anderes«, sagt Slin. Ich lasse ihm Zeit, die richtigen Worte zu finden. »Ich gehe auf ein Meditationsseminar.«

»Ach, Quatsch. So was wollte ich auch schon immer mal machen.«

»Das nennt sich Vipassana. Übersetzt heißt das »Die Dinge sehen, wie sie sind«. Man beobachtet alles, was sich in Körper und Geist tut. Man schweigt zehn Tage lang, kein Handy, kein Fernsehen, keine Bücher. Und dabei lernt man zu meditieren.«

»Zehn Tage schweigen. Wie soll das denn gehen?«

Slin lacht. »Ganz einfach. Und sinnvoll obendrein. Wir quatschen doch eh alle zu viel.«

Wir schweigen eine Zeit lang.

»Was kostet das denn?«

»Nichts. Ist auf Spendenbasis. Du gibst so viel du willst.«

»Und wer darf da hin?«

»Jeder«, sagt Slin. »Das ist ja das Tolle. Es ist keine Religion oder Sekte oder so was. Jeder darf und kann mitmachen. Christen, Moslems, Juden. Reiche, Arme. Alle.«

In mir entflammt ein Licht. Es könnte das gleiche Licht sein, das mich am 1. Januar angestrahlt hat. Das hier ist ein Wink mit dem Oriongürtel.

Slin und ich verbringen einen wunderschönen, ruhigen Abend in Kreuzberg. Wir reden viel über früher, über heute und über die Zukunft. Ich steige nach meinem zweiten Bier auch auf Apfelschorle um und freue mich, ohne Kater aufzuwachen.

Am nächsten Morgen informiere ich mich näher über »Vipassana« und finde auf www.dhamma.org alle Infos. Es gibt eine kurze Warteliste für das nächste Seminar. Eine Frau am Telefon bestätigt, dass ich sicherlich noch reinrutschen könne. Als ich in die Küche komme, sitzt Slin bereits am Tisch und hat Frühstück gemacht.

»Weißt du was, ich komme mit!«

»Das freut mich total«, sagt er und umarmt mich. Zwei Tage später fahren wir los. Nach Thüringen in einen Ort namens Triebel. Dass das Gebäude bis zum Mauerfall der Stasi gehörte, stört mich nicht weiter. Slin hatte mich schon vorgewarnt. Es gehe nicht darum, sich hier wohlzufühlen, sondern Frieden in sich selbst zu finden, egal wie die äußeren Umstände sind. Wir sagen uns »Tschüss«, denn ab jetzt müssen wir schweigen und werden in verschiedenen Zimmern untergebracht.

Um 18 Uhr findet die erste Meditationssitzung statt. Eine Stunde. Auf einem Kissen. Augen zu. Da sich während der Stunde niemand bewegt, versuche ich das auch. Es gelingt mir aber überhaupt nicht. Ich scheine kein geborener Meditationskünstler zu sein. Vor allem meine Knie schmerzen, als würde jemand mit einem Messer darin herumbohren. Also setze ich mich immer wieder um und versuche, eine schmerzfreie Position zu finden. Viel besser wird es durch mein Rumgewackel nicht. Mit Meditation hat das alles wenig zu tun. Am Abend gibt es eine Banane zu essen. Um neun Uhr ist Bettruhe. Ich komme mir vor wie in einem schlechten Film. Einem sehr, sehr schlechten Film.

Am nächsten Morgen um vier läuft jemand mit einer Glocke über die Flure. Wie in Trance wandle ich in die Meditationshalle und zappele zwei Stunden vor mich hin. Dann gibt es Frühstück. Ich schütte so viel Kaffee in mich rein wie möglich, gehe dann auf mein Zimmer und schlafe sofort wieder ein. Um acht Uhr findet die nächste Gruppenmeditation statt. Wir bekommen den Auftrag, einfach nur auf unseren Atem zu achten. Wenn Gedanken kämen, sei das normal. Dann sollen wir einfach wieder zurückkommen ins Hier und Jetzt und uns auf die Atmung konzentrieren. Ich schaffe es keine Minute.

Um elf Uhr gibt es Mittagessen. Ich schaufele alles in mich hinein, was knapp unterhalb der Peinlichkeitsgrenze liegt.

Denn ich weiß, dass es abends nur noch Obst gibt. Um halb drei steht die nächste Stunde auf dem Plan. Und um sechs Uhr noch eine. Die erste wirkliche Abwechslung – und damit Erlösung – erfolgt um sieben, als sich alle Meditationsschüler in einem Fernsehraum treffen und der Lehre des Menschen folgen, dem sie diese schreckliche Meditation zu »verdanken« haben: S.N. Goenka. Goenka war vor seiner Bekehrung Burmesischer Geschäftsmann und litt entsetzlich unter Migräne. Kein Arzt der Welt konnte ihm helfen. Also versuchte er als letzte Maßnahme Vipassana – eine gängige Meditationspraxis in seiner Heimat. Nach zehn Tagen war Goenka geheilt. Seitdem sah er seine Lebensaufgabe darin, diese vorbuddhistische Tradition auf der ganzen Welt zu verbreiten. Danke!

Um neun Uhr falle ich völlig gerädert in mein Bett. So geht es die ersten drei Tage weiter. Morgens um vier aufstehen, drei Gruppenmeditationen, Fernsehstunde, schlafen. Zwischendurch Langeweile, die ich mir mit meditieren vertreiben soll. Es ist die Hölle. Wäre ich ohne Slin dort gewesen, hätte ich mit Sicherheit abgebrochen. Aber diese Schmach kann ich mir vor meinem alten Kumpel nicht eingestehen.

Also bleibe ich anwesend – und bereue im Nachhinein nicht eine Minute. Denn am vierten Tag geht Vipassana erst richtig los. Die ersten drei Tage waren nur da, um unseren Verstand zu zügeln und unsere Konzentration zu schärfen. Jetzt sollen wir im Geiste unseren Körper abscannen. Von der Kopfspitze bis zu den Zehen gehen wir jeden Teil einzeln durch und versuchen, sämtliche Stellen der Haut und später auch darunter zu spüren. Für mich ist diese Art der Meditation wie eine Befreiung. Die Konzentration auf den Atem war nichts für mich. Doch mit dem Kopf durch den Körper zu wandern, ist wie ein spannendes Spiel. Mein Verstand bleibt konzentriert, meine Gedanken schweifen kaum ab und mein Wohlbefinden bessert sich schon nach wenigen Minuten.

Die Krux ist nur, dass wir uns und allen anderen geschworen haben, ab dem vierten Tag für die jeweilige Gruppenmeditation vollkommen still zu sitzen – auch Augenöffnen ist verboten. Nach einer halben Stunde beginnen die Schmerzen. So schön das Abscannen des Körpers vorher war, so unerträglich ist es, das Brennen, Bohren und Stechen in den Knien auszuhalten. Nach einer Dreiviertelstunde kommt der Rücken hinzu. Noch schlimmer als die Knie. Aber die Aufgabe ist nun einmal, alles genau zu beobachten und nicht zu bewerten. Also beobachte ich meinen Schmerz und schaffe es tatsächlich, für eine Stunde vollkommen still zu sitzen.

Doch bei der nächsten Stunde halte ich nicht durch. Die Schmerzen sind unerträglich. Ich setze mich um und schäme mich. Alle anderen halten es doch aus, warum muss ich schon wieder aus der Reihe tanzen? Es ist das letzte Mal während der zehn Tage, schwöre ich mir. Das Versprechen ist wichtiger als meine Schmerzen. Ich habe in diesem Jahr schon einmal einen Schwur gebrochen. Das darf nicht wieder passieren.

Manchmal begegnet mir Slin zwischen den Sitzungen draußen auf einem der Pfade oder auf dem Flur. Doch er schaut stets zu Boden. Er hält sich an alle Vorgaben. Es ist schließlich seine achte Vipassana.

Am fünften Tag erklärt uns Goenka in seinem Abendvideo, dass wir einen Energiefluss durch unseren Körper schicken können. Wir sollen zunächst versuchen, möglichst viele Teile auf einmal zu spüren und dann die Energie von oben nach unten und wieder zurück zu senden. Es dauert bis zum siebten Tag, aber dann fließt die Energie durch mich hindurch. Erst habe ich das Gefühl, mir stünden die Haare zu Berge, dann bin ich mir sicher, den Erdboden zu verlassen. Ich schwebe. Als ich die Augen – wider alle Vorgaben – vor Schreck öffne, stelle ich enttäuscht fest, dass ich immer noch der Schwerkraft unterliege.

Am achten Tag habe ich das Gefühl, mir leuchtet jemand mit einer Taschenlampe direkt in die Augen. Es wird plötzlich hell in meinem Kopf. Ich lasse meine Augen dieses Mal geschlossen und genieße das Phänomen. Offenbar ist mir unterbewusst ein Licht aufgegangen. Die letzten zwei Tage verlaufen ruhig und teilweise in wunderbar harmonischer innerer Stimmung. Ich bin absolut eins mit mir. Ich weiß jetzt, was Slin gemeint hat, als er sagte, er sei zufrieden mit dem, wie er ist und was er hat.

Während dieser letzten beiden Tage habe ich erstmals in meinem Leben das Gefühl, wunschlos glücklich zu sein. Mir fehlt es an nichts. Alle Wünsche und Bedürfnisse haben sich aufgelöst, weil ich mich in den Zeiten der Meditation komplett fühle. An Alkohol oder Rausch denke ich nicht ein einziges Mal. Wozu auch? Ich habe jetzt etwas entdeckt, das mir intensivere Glücksmomente beschert als jedes Rauschmittel. Auch kommt zum ersten Mal in meinem Leben der Gedanke auf, dass ich nicht ewig leben muss. Es ist völlig in Ordnung, eines Tages zu sterben. Nichts wäre natürlicher. Wir müssen nicht ewig leben, um in diesem Augenblick glücklich zu sein. Es herrschen Momente totaler Stille in meinem Kopf und ich erkenne: All der Krach war umsonst.

Am zehnten Tag dürfen wir ab neun Uhr früh wieder sprechen. Komischerweise will ich weiterschweigen. Irgendwann stehe ich auf und verlasse die Meditationshalle. Draußen steht Slin und schaut in den Wald. Er sieht aus wie Jesus. Vorsichtig gehe ich zu ihm. Als er spürt, dass jemand sich nähert, dreht er sich um. Er hat Tränen in den Augen. Dann umarmen wir uns herzlicher, als ich je einen Menschen zuvor umarmt habe. Wir weinen beide leise und schämen uns unserer Tränen nicht. Wir sagen kein Wort. Denn wir haben etwas zusammen erlebt, das jenseits aller Worte liegt.

Am nächsten Tag hole ich meine Wertsachen aus dem Safe und schalte zum ersten Mal seit zehn Tagen mein Handy an.

Ein paar unwichtige Nachrichten und Mails und ein Anruf in Abwesenheit von einer unbekannten Nummer. Slin und ich fahren schweigend zurück nach Berlin. Jeder bleibt bei seinem Atem, scannt den Körper ab und ist mit dem zufrieden, was er ist und was er hat. Irgendwann hole ich mein Handy heraus und rufe die unbekannte Nummer zurück.

»Hallo Timm, du warst ja ewig nicht zu erreichen. Wo warst du denn?«

»Wer ist denn da?«, frage ich.

»Na, Anna.«

Mein Herz macht einen Hopser – jetzt schwebe ich! Ich hatte ihre Festnetznummer noch nicht. Ich stammele irgendetwas von einem Seminar und kein Handy und so. Sie lacht und fragt, wann ich wieder in Kiel sei. Ich sage, dass ich es noch nicht wisse und mich auf jeden Fall melden würde. Die nächsten beiden Tage bleibe ich noch in Berlin und meditiere gemeinsam mit Slin jeweils eine Stunde am Morgen und eine am Abend. Die Stunden vergehen wie im Flug. Wir haben Meditationssitzfleisch aufgebaut. Nur meine Konzentration hat erheblich nachgelassen. Ständig schweifen meine Gedanken ab, bis ich es nicht mehr aushalte und zurück nach Kiel fahre.

FAZIT NACH ACHT MONATEN

1. Es ist ungeheuer schwierig, die Prägungen eines ganzen Lebens hinter sich zu lassen. Ich habe mein Leben lang in einer Gesellschaft gelebt, die Alkohol vergöttert. Und natürlich ist das Zeug auch zu meiner Religion geworden.

2. Endlich habe ich Anna getroffen – aber ich hab's versemmelt. Ohne Alkohol traue ich mich überhaupt nichts! Wie viele Frauen habe ich schon ins Bett gekriegt, als ich besoffen war? Und bei dieser einen Frau – der Traumfrau schlechthin – schaffe ich es noch nicht einmal, ihr einen Kuss zu geben? Wie feige bin ich? Alle Frauen in meinem bisherigen Leben waren Dörfer auf dem Weg nach Rom.

3. Vipassana ist eine wunderbare Möglichkeit, demütig, wachsam und aufmerksam durchs Leben zu gehen. Diese Form der Meditation könnte mir die Struktur geben, die ich brauche, um ein gesundes Leben zu führen. Meditation ist eine Lösung – aber dafür müsste ich in einer Meditationsgesellschaft leben und nicht in einer entspiritualisiert-konsumverrückten.

RAUSCH UND STILLE

Alles, was ein Buch braucht

Fast hätte ich das Allen-Carr-Seminar vergessen. Doch zum Glück schickt mir die Leiterin eine Erinnerungsmail. Also fahre ich mit meinem Wohnmobil nach Hamburg, übernachte irgendwo am Hafen und bin pünktlich morgens um zehn Uhr in einem Seminarraum im obersten Stockwerk eines Business-Hotels. Hier sitzen fünf Menschen, von denen niemand wie ein Alki aussieht.

Neben einem kleinen Tisch am Kopfende des Raums nimmt Gabriela, die Trainerin, Platz. Sie ist eine Erscheinung: lang, schlank, hellwach und mit einer Offenheit und Leichtigkeit ausgestattet, bei der ich sofort Vertrauen gewinne. Außerdem sieht sie ein bisschen aus wie Iris Berben. Dass sie selbst mal zu viel getrunken hat, ist schier unvorstellbar. Sie sieht gesund, ausgeglichen und zufrieden aus. Vielleicht hat sie ein bisschen zu viel Energie – aber das ist ihr Naturell. Ich kenne dieses Phänomen gut.

Sie eröffnet das Seminar mit der simplen Aussage, dass wir alle hier seien, um glückliche Nichttrinker zu werden. Dann erzählt sie von Allen Carr, dass sie selbst seit Jahren Nichtraucher- und Nichttrinker-Seminare gebe. Letzteres als Einzige in Deutschland. »Ich habe erst mit Anfang zwanzig richtig angefangen zu trinken. Aber dann ging es ziemlich rapide bergab. Ich musste irgendwann feststellen, dass der Alkohol mich kontrolliert. Dass ich ziemlich oft an Alkohol dachte und es nicht abwarten konnte, endlich bei meinem Gläschen Wein zu entspannen. Kennt jemand das Phänomen?«, stellt sie die rhetorische Frage lachend, um etwas Schwere aus der Atmosphäre zu nehmen. In der Runde nicken alle. »Allen Carr definierte Abhängigkeit als den Glauben, das Leben ohne die Droge X, also Nikotin, Alkohol oder was auch immer nicht genießen oder bewerkstelligen zu können. Kann das hier jeder nachvollziehen?« Wieder nicken alle. Genau deshalb ist jeder gekommen. Für ein Leben, in dem man glücklich ist, keinen Alkohol zu trinken.

Neben mir sitzt ein Mann in meinem Alter. Er ist einer der dramatischeren Fälle, hat alles verloren, mehrere Entziehungskuren hinter sich und hält sich jetzt über Wasser, indem er ein Mittel namens Baclofen zu sich nimmt. »Das ist ein Medikament«, erzählt er, »das ursprünglich gegen Spastiken entwickelt wurde und das sich der französische Arzt Olivier Ameisen, ein starker Alkoholiker, off-label selbst verschrieben hat. Seitdem ich das Zeug nehme, habe ich keinen Saufdruck mehr.«

Einen Stuhl weiter hält eine Frau ihre Hände vors Gesicht. Sie kämpft mit den Tränen. »Ich trinke mittlerweile täglich schon ab mittags«, sagt sie. »Ich will so nicht sein. Aber ich komme gegen die Sucht einfach nicht an. Ich bin ein altes, saufendes, einsames Weib geworden.« Dann weint sie. Schmuck und Kleidung verraten, dass sie der höheren Gesellschaft angehört. »Ich möchte nicht stigmatisiert werden«, sagt sie. »Ich will keinen Zwang zu trinken haben. Oder überhaupt mit Menschen zusammen sein, die so was haben. Ich will nicht trocken sein oder als trocken gelten. Ich will auch keine Teufelskreise durchbrechen müssen. Ich will einfach wieder ganz normal sein. So wie früher.«

»Das kriegen wir hin«, sagt Gabriela. »Geduld.«

Kurz erzähle ich meine Geschichte, von meinem Experiment und meinem Scheitern in den vergangenen beiden Monaten. »Ich weiß nicht, ob ich noch einmal diesen Elan aufbringen kann, nichts zu trinken«, sage ich. »Ich bräuchte einen gewaltigen Motivationsschub oder ein neues Verständnis über die Sauferei.« Gabriela nickt, und ich habe das Gefühl, dass sie genau weiß, wovon ich rede.

»Dafür sind wir hier. Den Schub bekommen Sie. Keine Angst. Wir lernen hier, dass Nichttrinken kein Verzicht ist, kein Opferbringen, sondern Befreiung. Wir lösen hier und heute die Illusionen über den Alkohol auf. Aber das dauert noch ein paar Stündchen.«

Ein anderer Teilnehmer ist ein Gastwirt aus Süddeutschland. »Ich muss ja mit meinen Kunden trinken. Wenn ich versuche, mich zurückzuhalten, fangen die Gäste an zu stänkern. Ich komme an Alkohol gar nicht vorbei«, sagt er und klingt ziemlich verzweifelt.

Als Letzte in der Runde stellt sich eine junge Frau vor. Sie erzählt, dass sie gar nicht so schlimm süchtig und trotzdem mit ihrem Trinkverhalten unglücklich sei. »Ich trinke abends höchstens ein, zwei Gläser Wein. Am Wochenende wird es schon mal mehr. Generell bin ich sicherlich keine Alkoholikerin. Aber mich nervt das Trinken. Eigentlich will ich es nicht mehr in meinem Leben haben, weiß aber nicht, wie ich es loswerden kann. Es ist ja auch komisch meinen Freunden gegenüber, wenn ich plötzlich nichts mehr trinke.«

Gabriela atmet tief durch, öffnet ein Fenster und verordnet eine kurze Pause. »Wir müssen hier mal ein bisschen schwere Luft rauslassen. So schlimm, wie es sich anfühlt, ist das alles gar nicht. Bisher haben Sie versucht, mit der Methode Willenskraft gegen die Sucht anzugehen. Jetzt lernen wir, über unsere Versuchung hinauszuwachsen.«

Ich hole mir einen Kaffee, obwohl ich eigentlich gar keinen Kaffee mehr trinke. Doch in diesem Seminar ist erst einmal alles erlaubt. Am Ende soll dann der Zeitpunkt kommen, an dem ich von mir aus begreife, warum ich diese ganzen verfluchten »Genussmittel« nicht mehr zu mir nehmen möchte.

»Heute ist einer dieser Tage, an denen es alles zu gewinnen und nichts zu verlieren gibt«, macht Gabriela weiter. »Da 96 Prozent der Erwachsenen in unserem Land Alkohol trinken, hatten wir nie eine Wahl. Wir haben selbst gar nicht entschieden, das Leben ohne Alkohol nicht mehr genießen zu können. Es trifft überhaupt niemand eine freie Entscheidung, ob er trinkt oder nicht. Jeder trinkt.«

Ein paar dieser Argumente kenne ich schon aus Allen Carrs Buch *Endlich ohne Alkohol*. Doch es tut gut, diese schonungslose Logik der Methode noch einmal live von jemandem zu hören, der die Falle »Genussmittel« und »Sucht« vollkommen verstanden hat.

»Es geht in diesem Seminar nicht darum, über die Nachteile des Alkoholtrinkens zu reden. Die kennen wir, und die halten uns ja auch nicht davon ab weiterzutrinken. Hier geht es darum zu erkennen, dass Alkohol keinen einzigen Vorteil mit sich bringt.« In mir rattert es: Also ich bin durch die Sauferei entspannter, angstfreier und gesellschaftlich kompatibler. In meinen trockenen Monaten war ich doch ein Sozial-Zombi! Mir bringt Alkohol auf jeden Fall Vorteile. Aber ich will nicht stören und schweige.

»Erst einmal: Alkohol löscht keinen Durst. Wasser löscht Durst. Alkohol macht durstig, denn er dehydriert. Alle einverstanden?« Die Runde nickt.

»Alkohol gibt uns auch keinen Mut. Er reduziert lediglich Angst und Hemmungen. Dabei sind diese beiden überlebensnotwendig.«

Ich nicke. Auch das verstehe ich ohne Einschränkungen. Höhenangst beispielsweise ist sinnvoll, damit ich nicht unvorsichtigerweise von einer Klippe kippe.

»Ist Ihnen schon mal aufgefallen, dass die meistgestressten Menschen häufig starke Trinker sind? Oft hört man dann das Argument: Wenn du so viel Stress hättest wie ich, würdest du auch so viel trinken. Dem entgegne ich: Wenn ich so viel trinken würde wie du, hätte ich auch so viel Stress. Wenn Alkohol tatsächlich mutig, glücklich und erfolgreich machen würde, säßen wir nicht hier. Er tötet unser Verantwortungsgefühl und unsere Emotionen. Körper, Geist und Seele gewöhnen sich so sehr an ihn, dass dieser der wichtigste Teil unseres Lebens wird. Und wenn alles andere plötzlich weniger wichtig ist, ist ja wohl klar, dass unsere menschlichen Beziehungen darunter leiden. Vom Beruf, spirituellem Zustand und innerer Freiheit mal ganz zu schweigen.«

Meine Schwere kehrt in den Raum zurück. Außerdem das schlechte Gewissen, »rückfällig« geworden, zu schwach gewesen zu sein, nicht durchgehalten zu haben. Das Seminar läuft noch keine Stunde, und ich habe bereits das Gefühl, doch wieder ohne Alkohol leben zu wollen.

Im nächsten Schritt deckt Gabriela die Machenschaften der Alkoholindustrie auf. »Schon als Kinder wurden wir von Alkoholwerbung geprägt. Die Industrie hat die gesamte Gesellschaft durchtränkt. Uns wurde eingetrichtert, dass gute Stimmung nur in Verbindung mit Alkohol herrschen könne. Ohne Alkohol keine Party.«

Bei mir hat die Werbung funktioniert.

»Jedes Fußballspiel wird von einer Alkoholfirma präsentiert. Das Land ist gepflastert mit glücklichen trinkenden Menschen auf riesigen Werbeplakaten. Es gibt nicht einen Straßenblock in Deutschland ohne Kneipe mit Bierreklame an der Hauswand. Alkohol ist omnipräsent.«

Im Geiste gehe ich durch die Straßen Kiels. Die Frau hat recht. Bei uns kann überall rund um die Uhr gesoffen werden. Und wenn die Kneipen dichtmachen, haben die Tankstellen immer noch auf, damit ich mich weiter schön mit Hochprozentigem versorgen kann.

»In der Werbung suggeriert die Industrie, dass Alkohol und Glück absolut unzertrennlich seien. Aber ist es wirklich der Alkohol oder die Situation an sich, die uns glücklich macht? Wir kennen leider nur schöne Situationen, in denen auch getrunken wird. Aber wäre ein Sonnenuntergang am Meer nicht ohne Alkohol noch viel schöner? Viel klarer? Viel bewusster? Aber weil wir jeden Sonnenuntergang am Meer mit einer Dose Bier genossen haben, glauben wir fest, dass die Großartigkeit der Situation mit Alkohol verbunden ist und nicht mit der überwältigenden Natur!«

Stimmt – ich muss nur an meinen Urlaub in Ägypten denken. Mein letztes Besäufnis fand in genauso einer Atmosphäre statt, und der Alkohol hatte mich überbordend glücklich gemacht. Dabei hatte er es nur geschafft, die Stimmen in meinem Kopf abzuschalten und mich voll auf die Natur einzulassen. Könnte ich also die Stimmen abstellen, wäre jeder Sonnenuntergang und Mondaufgang so grandios. Ich muss an Vipassana denken. Könnte ich mit offenen Augen meditieren, wäre das die Lösung.

Gabriela stellt eine Brille auf den Tisch, die aussieht wie eine Taucherbrille. Sie kann die Wahrnehmung so verändern, dass es sich beim Tragen auch ohne einen Tropfen Alkohol anfühlt, als wäre man betrunken. Ich muss als erster ran und versuche, gerade durch den Raum zu gehen, doch ich schwanke und torkele: Es fühlt sich tatsächlich so an, als hätte ich ordentlich getankt.

»Wie war das für Sie?«, fragt Gabriela, nachdem ich die Brille abgesetzt habe.

»Geht so«, sage ich. Als alle Teilnehmer das Experiment hinter sich haben, fragt sie: »Wollen wir das? Wollen wir so durch die Welt gehen?«

»Nein«, sind sich alle einig. Mir wird plötzlich völlig klar, dass ich das wirklich nicht mehr möchte. Ich will nicht mehr torkeln, lallen, Stuss erzählen, Probleme aufbauschen, Menschen auf Distanz halten, schrecklichen Menschen zu nahe kommen und den Menschen, die mir wirklich etwas bedeuten, nicht nahe genug kommen. Ich will klar sein!

Gabriela erklärt: »Die Brille simuliert das Gefühl, das ungeübte Trinker mit 0,8 Promille haben. Das angenehme Gefühl beim Trinken hört spätestens bei 0,5 Promille auf. Danach wird's unangenehm«, sagt Gabriela. »Und nun überlegen Sie mal, wie viel Sie an einem durchschnittlichen Abend trinken.« Jeder geht in sich – ein Promille ist bei fast jedem das Ziel eines gelungenen Abends. Mit Genuss hat das also nichts mehr zu tun. »Oder stellen Sie sich vor, Sie hätten diese Ausfallerscheinungen ohne Alkohol. Würden lallen und torkeln oder doppelt sehen – was würden Sie tun? Sie würden sofort ins Krankenhaus gehen und sich auf einen Schlaganfall oder eine andere schreckliche Krankheit untersuchen lassen. Der Zustand, den Alkohol hervorruft, ist nicht erstrebenswert. Können Sie da mitgehen?«

»Das ist ja nur der Endzustand. Vorher fühlt es sich schon gut an«, werfe ich ein.

»Ich verstehe, dass es sich so anfühlt. Aber wie häufig haben Sie es geschafft, diesen Vor-Zustand zu halten?«

»Selten«, gebe ich zu.

»Eben. Alkohol ist wie alle sogenannten Genussmittel darauf ausgelegt, im Übermaß konsumiert zu werden. Es gibt also nur die Möglichkeit zu trinken oder nicht zu trinken. Wie beim Rauchen. Raucher oder Nicht-Raucher.« Die Allen-Carr-Methode kommt ohne den Begriff »Alkoholiker« aus. Sie teilt die Welt ein in die, die Alkohol trinken und die, die nicht trinken. Ab wann jemand Alkoholiker ist oder ab wann er es vielleicht wird, interessiert nicht. Denn mit jedem Tropfen Alkohol begäben wir uns tiefer in die Falle. »Dem Trinker hilft das Wissen um seine Sucht und ihre negativen Seiten gar nichts. Schauen Sie sich mal die Gestalten an, die vor Krankenhäusern in ihren Rollstühlen sitzen und rauchen. Da sind Menschen dabei, denen gerade ein Raucherbein abgenommen wurde – und die rauchen immer noch!« Gabriela schüttelt den Kopf und malt eine fleischfressende Pflanze an ein Flipchart. »Jeder, der trinkt, begibt sich in den Schlund dieser Kobralilie. Wie ein Insekt, das von dem süßen Nektar angelockt wird. Für eine Fliege gilt: Wenn sie einmal drin ist, war's das, sie rutscht immer tiefer in den Schlund der Lilie. Dabei ist es egal, ob sie oben oder unten ist. Sie ist auf jeden Fall gefangen, solange sie sich innerhalb der Pflanze befindet und ihren Nektar frisst. Wir Menschen hingegen können von einem Moment zum nächsten entscheiden, ein freies Leben jenseits der Lilie zu führen. Wir müssen diesen Nektar nicht mehr zu uns nehmen. Wir können die Kobralilie jetzt sofort verlassen. Wir müssen es nur wollen und eine Entscheidung treffen.«

Immer wieder vergleicht sie die Anonymen Alkoholiker mit der Allen-Carr-Methode. Während die Anonymen Alkoholiker behaupteten, dass die meisten Alkoholkonsumenten die Kontrolle über das Zeug besitzen – außer den Alkoholikern natürlich –, behauptet Allen Carr, dass noch nie jemand Kontrolle über Alkohol gehabt hat. »Wir würden ja auch nicht sagen, dass jemand Kontrolle über Heroin besitzt, oder?«

»Das kann man nicht vergleichen«, sage ich. »Heroin ist eine extrem abhängig machende Droge. So schlimm ist Alkohol nun doch nicht.«

»Ich behaupte sogar, dass Alkohol eine gefährlichere Droge ist als Heroin. Angefangen damit, dass sie überall frei verkäuflich ist, man Kindern schon früh vorlebt, dass man ohne Alkohol nur schwer Spaß haben kann, man ihnen zur Konfirmation das erste Glas, als Initiation zum Erwachsenwerden einschenkt, es kaum ein gesellschaftliches Ereignis ohne Alkohol gibt. Wie können Sie dann behaupten, dass jemand über Alkohol die Kontrolle haben kann.« Ich ahne leise, dass sie wieder recht hat. Über Zigaretten beispielsweise hatte ich auch keine Kontrolle. Ich habe ja noch nicht mal über Zucker Kontrolle. Ich habe noch nie im Leben nur eine Rippe Schokolade gegessen. Es waren immer mindestens zwei, eine halbe Tafel oder gleich die ganze.

»Die Abhängigkeit ist so schleichend wie der Alterungsprozess. Man spürt es kaum – und dann sitzt man plötzlich in der Falle, und nichts funktioniert mehr so wie früher. Wieso sollten wir uns einem solchen Risiko aussetzen?«

Und wieder fällt ein Groschen: Die Sauferei ist ein Spiel mit dem Feuer – auch wenn das furchtbar abgedroschen klingt. Da 96 Prozent der Gesellschaft mit dem Feuer spielen, spielt praktisch jeder mit. Und wer nicht mitspielt, ist ein Spielverderber. Auch wenn die Gesellschaft gelernt hat, mit dem Feuer besser umzugehen, verbrennen sich doch weiterhin mehrere Millionen Trinker täglich daran.

»Es ist, als würden Sie in einen Fonds investieren, um dann festzustellen, dass es sich um eine illegale Briefkastenfirma handelt. Würden Sie weiterhin Geld investieren? Nein!« Gabriela macht uns immer wieder klar, dass wir »normale« Trinker nicht beneiden müssen, denn diese würden sich ebenfalls in der Falle befinden. Alkohol raube uns alles, wofür es sich zu leben lohnt: Freude, Freiheit, Seelenfrieden. Diese Werte gelte es ohne Alkohol zu erreichen. Dann zählt sie uns zur ausgleichenden Gerechtigkeit die Vorteile von Alkohol auf: »Alkohol ist ein hervorragendes Desinfektions- und Reinigungsmittel. Er kann auch perfekt als Treibstoff verwendet werden. Aber Alkohol zu trinken bietet keinen einzigen Vorteil. Das Zeug ist definitiv kein Getränk. Haben das alle verstanden?«

»Ja«, rufe ich viel zu laut. Die Frau hat meine Begeisterung geweckt. Wie konnte ich bloß so blöd sein und schon wieder in diese Falle tappen?

»Jetzt legt jeder für sich das Gelübde ab, nie wieder in seinem Leben Alkohol zu trinken.« Wir schließen unsere Augen und nehmen uns den Eid so fest vor wie möglich. Wir versprechen uns selbst, ab jetzt nur noch das Beste für uns zu tun. Plötzlich fängt Gabriela an, in einem seltsamen Singsang zu sprechen: »Es ist Zeit für den Unterbewusstseinsteil.« Wir sollen tiefer einatmen als gewöhnlich und den Körper Teil für Teil entspannen. Mein Körper scheint sich an Vipassana zu erinnern und fällt augenblicklich in eine Art Trance. Es fühlt sich an, als sei ich in der Phase zwischen Wachen und Schlafen.

»Stellen Sie sich jetzt einen Ort vor, an dem Sie sich warm und sicher fühlen. Spüren Sie die Sonne auf Ihrer Haut, das leichte Rascheln der Blätter. Vielleicht fließt neben Ihnen ein kleiner Bach. Genießen Sie das Gefühl totaler Freiheit.«

Ich kann die Blätter regelrecht rauschen hören, so tief bin ich in das Bild eingetaucht.

»Am Horizont sehen Sie ein Gefängnis. Es ist das Gefängnis, aus dem Sie sich selbst befreit haben. Sie sind jetzt ein Nichttrinker. Wenn Sie noch einmal in die Versuchung kommen, sich etwas einzuschenken, fragen Sie sich vorher: Wozu? Was soll das bringen? Und Ihre Antwort wird jedes Mal sein: Nichts. Absolut nichts. Wenn Sie jemanden mit einem Glas sehen, denken Sie an all die Gläser, die vorher und nachher in dieser Reihe stehen. Ein Glas wird Sie wieder zurückwerfen. Doch Sie sind jetzt an diesem wunderschönen Ort, an dem Sie den Alkohol nie wieder benötigen. Atmen Sie tief durch, nehmen Sie die Freiheit in sich auf und spüren Sie die Freude, endlich frei zu sein.«

Langsam öffnen alle ihre Augen. Ich weiß in dem Moment, dass mich keine Macht dieser Welt wieder zum Schwanken bringen könnte. Mein Entschluss steht fest – unumstößlich: Keinen Schluck mehr in diesem Leben. In diesem Körper. Das tue ich ihm nicht mehr an. Dem Geist nicht und der Seele auch nicht. Ich schaue mich in der Runde um, alle haben ein Lächeln auf den Lippen. Zumindest in diesem Moment ist allen klar, dass wir unser Leben nicht wieder diesem Zeug opfern dürfen.

»Stellen Sie sich vor«, sagt Gabriela, »eine Zeitmaschine hätte uns zurückversetzt zu dem Zeitpunkt, an dem wir das erste Glas getrunken haben. Würden Sie dieses erste Glas noch einmal trinken?«

»Eher nicht«, sagt der Mann neben mir und alle nicken.

War das eine Gehirnwäsche? Wenn ja, war sie super. Auf dem Heimweg bin ich völlig euphorisiert, fahre gar nicht direkt nach Hause, sondern an den Strand. Ich lege mich in mein Hubbett und bin unendlich glücklich, dieses Leben ab jetzt in voller Klarheit und Reinheit zu erleben – auch wenn es vielleicht noch ein langer Weg ist, bis sich mein Leben sortiert und ich lerne, ein glückliches, wildes Leben ohne die Besäufnisse zu führen.

Es ist fast zu kitschig und unwahr, um es zu beschreiben. Aber ich erlebe eine dieser Sternschnuppennächte; wie Boliden zischen interstellare Partikel an meiner Dachluke vorbei. Religiös war ich nie und werde es mit Sicherheit nicht mehr werden. Aber ich war immer gläubig. Ich glaube fest an eine höhere Macht. Daher weiß ich auch, dass mich diese Macht an den Punkt geführt hat, an dem ich jetzt bin.

In dieser Nacht leiste ich meinen zweiten Schwur. Der erste in dem Kloster am Sinai hat leider nicht lange genug gehalten. Doch dieser Schwur in meinem Wohnmobil unter dem Sternenzelt wird Bestand haben. Ich schwöre.

Zum ersten Mal seit Wochen gehe ich mal wieder in der Ostsee schwimmen. Natürlich muss ich an Anna denken. Es ist höchste Zeit, ihr eine Nachricht zu schicken.

»Hallo Anna«, schreibe ich. »Vielleicht hast du Lust auf ein Treffen, wenn du mal wieder in der Stadt bist.«

Zwei blaue Häkchen erscheinen hinter der Nachricht. Ich merke, wie ich schon wieder ganz aufgeregt werde.

»Super gerne. Morgennachmittag?«

Mein Herz macht einen Satz.

Am nächsten Tag um 14 Uhr sitzen wir bei mir im Büro und trinken Tee. Sie ist braun gebrannt und sieht noch hübscher aus als sonst. Sie erzählt von ihrem Urlaub, ich von meinem Allen-Carr-Seminar. Wir reden, als würden wir uns schon seit Jahren kennen. Die Gespräche mit ihr sind immer flüssig, wir ergänzen uns in unseren Ansichten, sind manchmal nicht einer Meinung, meinen aber doch dasselbe. Sie schafft es, Zusammenhänge auf den Punkt zu bringen, komplizierte Konstellationen zu analysieren und Zwischenmenschliches ganz natürlich wirken zu lassen.

Ich kann das alles nicht glauben: Sie ist hyper-hübsch, hyper-intelligent und hyper-sensibel. Was hat sich Gott dabei gedacht? Wie konnte er so viel auf eine Person streuen?

Als sie nach zwei Stunden geht, umarmen wir uns wieder lange. Viel zu lang. Ich traue mich schon wieder nicht, sie zu küssen. Sie schaut mich leicht resigniert an.

Eine halbe Stunde später summt mein Telefon: »Wenn du mich bei unserem nächsten Treffen nicht küsst, sehen wir uns nie wieder.« Ich muss schlucken, lachen, heulen, alles gleichzeitig.

»Hättest du heute Abend vielleicht noch mal kurz Zeit?«, schreibe ich zurück.

Als ich zwei Wochen später langsam aus meinem Liebestaumel erwache und einkaufen gehe, begegnet mir eine Frau aus meiner AA-Gruppe im Supermarkt. Im ersten Moment kann ich sie gar nicht einordnen und überlege, ob ich sie vielleicht vom NDR kenne. Doch als sie mich fragt, warum ich denn gar nicht mehr zu den Meetings käme, erinnere ich mich wieder an sie. Sie ist ungefähr in meinem Alter, war alkohol- und drogensüchtig und hat dank der AA ihr Leben vollständig in den Griff bekommen. Sie macht jetzt einen völlig ausgeglichenen und zufriedenen Eindruck. Ich gestehe ihr meinen Rückfall.

»Gut, dann hast du das jetzt auch hinter dir. Da haben wir also noch mehr gemeinsam. Es ist natürlich besser, wenn man keinen erlebt. Aber wenn es passiert, verurteilt dich niemand bei uns und du bist absolut willkommen.«

Bei AA-Freunden habe ich immer das Gefühl, ich unterhalte mich mit geläuterten, weisen, stets warmherzigen Menschen. Wer einmal den Dreck der Straße geschmeckt hat, weiß die frische Luft des Aufrechten umso mehr zu schätzen. Viele von ihnen haben ihre gesamte Würde verloren und wiedererlangt.

»Bist du nächsten Montag dabei?«, will sie jetzt genau wissen.

»Okay«, sage ich ein bisschen herzlos. Sie schaut mich intensiv an. Dann lachen wir und umarmen uns.

»Ja«, sage ich jetzt.

Als ich zum ersten Mal seit Wochen wieder bei den Anonymen Alkoholikern sitze, kommt mir der ovale Tisch fast heilig vor. Es herrscht eine entspannte und gleichzeitig höchst sensible Atmosphäre. Anke und Ludwig, die beiden vom Einführungs-Treffen, umarmen mich herzlich.

Ich erzähle, wie es mir in den vergangenen Monaten ergangen ist, und fange am Ende an zu heulen. Aber ich schäme mich nicht. Ich bin erleichtert, dass alles raus ist. Die Runde ist mir vertrauter als alle Menschen in meiner direkten Umgebung – bis auf eine Ausnahme. Hier kann ich sein, wie ich bin, keiner belehrt mich oder gibt mir Ratschläge. Jetzt verstehe ich endlich, warum sich die AA als größte Anarchie der Welt bezeichnen. Es gibt tatsächlich keine Hierarchie, keinen Plan, wie so ein Treffen abzulaufen hat, und vor allem keine Vorwürfe. Jeder in der Runde ist grund-demütig und weiß, dass Alkohol eine Macht besitzt, die größer ist als der Einzelne.

Wieder wird mir die Genialität des AA-Satzes bewusst: Lass das erste Glas stehen. Mein Rückfall begann mit dem einen Schluck nach dem Trommelauftritt. Mein Trommellehrer hatte sich gar nichts dabei gedacht. Natürlich wollte er mit mir, mit allen auf den Erfolg anstoßen. Er konnte ja nicht ahnen, dass ich keinen Alkohol mehr trinke. Von da an war der Bann gebrochen. Kurz darauf noch ein paar Biere beim letzten Abend der Kieler Woche, dann das Treffen mit meinen Detmolder Freunden und schließlich die Preisverleihung, wo ich zum ersten Mal wieder komplett mit Filmriss abstürzte.

Obwohl ich jahrelang jemand war, der zu viel getrunken hat und der nach den gewöhnlichen Definitionen Alkoholiker war, habe ich diesen Definitionen nicht getraut. Ich wusste schlichtweg nichts damit anzufangen. Was sollte das denn bedeuten: Ich bin Alkoholiker? Das ist nämlich gar nicht klar definiert. Vielleicht bedeutet es für jeden etwas anderes. Das ist auch der Grund, warum vor jeder Wortmeldung bei den AA-Meetings der Vorname gesagt wird und »Ich bin Alkoholiker« –, und zwar so, wie ich das für mich und mein Leben verstehe und definiere. Mal war ich schlimmer Alkoholiker und mal weniger schlimm. Mal hatte ich Phasen, wo ich moderat trinken konnte, und dann wieder Phasen, in denen ich wöchentlich die Kontrolle verlor, mich veränderte und für mein Umfeld ziemlich unerträglich war.

Und da ich manchmal kein richtiger Alkoholiker war, musste ich in den schlimmen Phasen nur darauf warten, bis die guten Phasen wiederkamen. Dass die guten Phasen immer kürzer und die schlechten immer länger wurden, habe ich erst im Nachhinein bemerkt. Hätte ich also das Wissen über meine eigene Krankheit schon früher gehabt, hätte es mir nichts genützt, weil ich die Krankheit als solche nicht erkannt habe.

Jemand wie ich, der nicht an Gott glaubt, kann bei den AA seine höhere Macht finden. Nur über die Kraft, Erfahrung und Hoffnung, die die Gruppe weitergibt. Die Freunde in der Runde tragen einander; dazu ist Gott nicht unbedingt notwendig.

Betreff: Wins Tod

Hey Timm,

ich habe gestern die Nachricht bekommen, dass sich Win umgebracht hat. Ein Jogger hat ihn an einem Baum in einem Park aufgehängt gefunden. Die Polizei soll berichtet haben, dass er ein zufriedenes Gesicht gehabt habe.

Wir wussten alle, dass die Firma nicht gut läuft und die Stimmung schlecht war. Es ging die Tage um die Zukunft des Unternehmens, und Win sollte sich entscheiden, ob er weitermachen will oder nicht. Er wollte eigentlich nicht. Nach der Versammlung war er nicht mehr in seiner Wohnung, sondern direkt in den Park gefahren und erhängte sich mit einem Abschleppseil.

So viel weiß ich momentan.

Viele Grüße

Matze

Schon beim Lesen der Betreffzeile wird mir schlecht. Meine Arme sind plötzlich tonnenschwer und mein Herz pocht, als hätte ich Koks gespritzt. Ich klappe mein Laptop zu und starre in die Luft. Noch nie kam ich mit dem Unabänderlichen zurecht – mit dem Tod erst recht nicht.

Als Erstes schießt mir durch den Kopf, dass alles umsonst war. Wins Redenschwingen, sein Krafttraining, seine Ausdauerläufe, sein Bestreben, ein guter Journalist zu sein, der Preis, das Abrackern, die vielen verschiedenen Freundinnen. Es war alles umsonst.

Als Nächstes: Hätte ich ihn retten können? Aber für wen halte ich mich? Welche Rolle spielte der Alkohol bei seinem Selbstmord? Ich kann es nicht beurteilen; habe keine Ahnung, wie viel er in letzter Zeit getrunken hat. Vielleicht bin ich von dem Thema auch so besessen, dass ich gar nicht mehr klar denken kann. Hätte ich mich in diesem Jahr ein bisschen mehr um ihn gekümmert, hätte er mir vielleicht sein Herz ausgeschüttet, und ich hätte zumindest nach einer Lösung suchen können. Eine Lösung gibt es doch immer. Bringt sich jemand spontan um? Oder ist so eine Tat geplant? Hat er nur auf den richtigen Moment gewartet? Das Abschleppseil spricht für Selbstmord im Affekt. Aber hat er sich vorher schon mal heimlich den Baum ausgesucht? Vielleicht beim Joggen durch den Park?

Ich antworte Matze kurz und verwirrt auf seine Mail und bitte ihn, mich zurückzurufen. »Von uns war doch keiner so ehrgeizig, oder? Dir war doch auch immer alles egal, stimmt's? Hauptsache, es hat Spaß gemacht. Niemand hat Win wegen seiner schlecht laufenden Firma verurteilt. Warum bringt der sich um?«, fragt Matze am Telefon. Er weint. Ich schüttele den Kopf, obwohl er das natürlich nicht sehen kann. Noch bin ich viel zu geschockt, um zu heulen. Er erzählt mir, dass Win 250.000 Euro Schulden hatte, seit fünf Jahren mit seiner Medienfirma nicht ein einziges Format verkauft hat und anscheinend keinen Ausweg mehr wusste. Von all dem wusste ich nichts. »Aber deshalb bringt man sich doch nicht um!« Matze schreit. Ich höre, wie er gegen irgendetwas schlägt. »Und was sind das für Wichser in seiner Firma? Man unterstützt sich doch gegenseitig, oder?«

»Bei 250.000 Euro Schulden hört die Unterstützung irgendwann auf«, sage ich. Wir schweigen lange, denn wir wissen beide nicht, was intern passiert ist.

Beim Schreiben dieser Zeilen wird mir erst klar, dass Win tatsächlich tot ist. Dass dies keine Geschichte ist, die in irgendeinem Film vorkommt. Ich verspüre keine Trauer, nur Fassungslosigkeit. Aber vielleicht kommt die Trauer noch. Ich habe zu wenig Erfahrung mit dem Tod.

Alle Fragen bleiben offen. Niemand kann sie beantworten. Die Beerdigung findet im engsten Familienkreis statt. Die Freunde wollen sich nächste Woche in dem Park treffen und eine gemeinsame Trauerfeier abhalten. Aber ich werde nicht hingehen. Ich kenne dort niemanden und habe das Gefühl, lieber alleine mit der Situation zu bleiben.

Ich bin heute Abend mit einem ehemaligen Kollegen vom NDR verabredet. Erst wollte ich absagen, habe dann aber doch entschieden, mich mit ihm zu treffen. Win hätte bestimmt nicht gewollt, dass ich seinetwegen Trübsal blase.

Wie immer trinke ich Cola. Allerdings aus einem Cocktailglas, damit mich nicht jeder auf meine Cola anquatscht. Meinem Ex-Kollegen erzähle ich kein Wort von Wins Tod. Es geht ihn nichts an, außerdem kannte er Win nicht.

Als ich müde werde, kommt die Trauer doch hoch. Ich könnte jetzt heulen und gehe nach Hause, ohne mich zu verabschieden. Der Regen fühlt sich an, als würde Win ein letztes Mal mit mir Kontakt aufnehmen wollen. Es prasselt auf mich ein. Der Regen schmeckt salzig.

FAZIT NACH NEUN MONATEN

1. Das Wunder ist geschehen. Ich bin mit Anna zusammen. Fast kann ich es nicht glauben. Alles ist noch so frisch, dass die Liebe über allem schwebt.

2. Ich trinke nie wieder – ein für alle Mal. Das Allen-Carr-Seminar hat mir endgültig die Augen geöffnet. Es ist kein Privileg, trinken zu dürfen. Ganz im Gegenteil: Saufen ist eine sinnlose Verschwendung von Zeit, Geld und Gesundheit. Es geht nicht darum, sich die Nachteile des Trinkens klarzumachen – die sind hinlänglich bekannt, sondern sich über die fehlenden Vorteile bewusst zu werden. Erst wenn man vollkommen verstanden hat, dass die Sauferei keine Vorteile bringt, fällt es nicht mehr schwer, nüchtern zu bleiben.

3. Die Anonymen Alkoholiker sind die wichtigste Stütze, um nicht zu vergessen, welche Qualen ich durch den Alkohol erlitten habe. Ihr Leitsatz »Lass das erste Glas stehen« lässt sich auf alle Vorsätze im Leben anwenden: Lass die erste Zigarette stecken, lass das erste Snickers liegen, lass den ersten Kaffee stehen und so weiter. Ich weiß, dass sich das leichter anhört, als es ist.

4. Win ist tot. Ich hätte ein Freund sein müssen; so wie in der Definition: Ruf mich an, ich komme vorbei, hole dich aus der Scheiße und erwarte keinen Dank. Aber wahrscheinlich war ich zu lange kein Freund für meinen Freund, als dass ich mich jetzt darauf beziehen könnte.

VIERTES QUARTAL

DIE BREITE MASSE

VON DICHTEN UND TRINKERN

Zurück nach der Pause mit vollem Geschmack

In München steigt das letzte Wochenende des Oktoberfests. Eine alte Freundin lädt mich ein, vorbeizuschauen und mit den Leuten von damals zu feiern. Sieben Millionen Liter müssen ohne mich geschluckt werden, ich sage ab.

Dreimal war ich schon auf dem Oktoberfest. Beim ersten Mal bin ich besoffen im Matsch ausgerutscht und habe mir das Knie verdreht, sodass ich monatelang nicht nur regelmäßig wankte, sondern auch noch humpelte. Beim zweiten Mal bin ich in eine Schlägerei geraten und trage die Narbe eines Kopfstoßes bis an mein Lebensende am Kinn. Beim dritten Mal wurde ich am Rande des Fests stundenlang von der Polizei festgehalten, weil sie eine Razzia gemacht und bei dem Typen neben mir Kokain gefunden hatte. Das machte mich mitverdächtig, und da ich keinen Pass und starke Artikulationsschwierigkeiten hatte, behielten sie mich einfach in Gewahrsam, bis ich wieder nüchtern war.

Meine vierte Wies'n will ich mir also ersparen – obwohl ich dort nüchtern sicherlich unfallfrei herauskommen würde. Mein Fokus hat sich seit dem Seminar um 180 Grad gedreht. Ich sehe jetzt, dass ich ein Leben führen kann, in dem ich meditiere, Yoga mache, mich gesund ernähre, Sport treibe, Urlaube klar und frei genieße und über die schönen Dinge dieser Welt nachdenke und diese mit einer Person teile, die ich liebe und die mich zu einem besseren Menschen macht – auch wenn das fast nach ein bisschen zu viel klingt. Die Erkenntnis, ein anständiges, klares und »gutes« Leben führen zu können, macht mich glücklich. Jetzt gibt es endlich keinen Grund mehr, kein großartiges Leben zu führen.

Für das letzte Quartal dieses verrückt-intensiven Jahres nehme ich mir vor, das System »Alkohol« näher zu analysieren und das Thema auf journalistische Weise anzugehen.

Persönlich habe ich verstanden, wieso ich zu einem Problemtrinker geworden bin und was mich kuriert hat: die Anonymen Alkoholiker und die Gespräche am Tisch, Meditation, Spiritualität und Yoga und das Allen-Carr-Seminar mit der Erkenntnis, dass Alkohol mir nichts bieten kann, was ich nicht auch ohne haben könnte. Jetzt möchte ich herausfinden, wie es dazu gekommen ist, dass unsere gesamte Gesellschaft von Alkohol unterwandert ist und jeder glaubt, er gehört zu einem gelungenen Abend, zu einer Siegesfeier, zu einem Sonnenuntergang, zum Urlaub, zum Feierabend, zu allen Familienfesten – von der Geburt eines Kindes über die Hochzeit bis hin zur Beerdigung – einfach dazu.

Auf Facebook posten Freunde von mir (im Gegensatz zum echten Leben, habe ich hier weiterhin recht viele) ununterbrochen Saufbilder. Eine Bekannte prostet nahezu täglich in die Kamera. Zurzeit ist sie in Kapstadt und vermittelt den Eindruck, dass Alkohol einen Zusammenhang zwischen Leben und Glück herstellt. Ohne ist sie vom Leben abgeschnitten. Mit ist das Glück perfekt. Dabei müsste doch der Aufenthalt in Südafrika allein schon glücklich machen. Glücklich sein reicht nicht mehr. Glücklicher sein ist das Ziel eines jeden Trinkers.

Das Alkoholproblem zieht sich durch alle sozialen Schichten. Es ist nicht so, dass Bildungsferne und Einkommensschwache das größte Problem darstellten. Statistisch gibt die obere Schicht mehr Geld für Alkohol aus – die können sich allerdings auch eher den teuren Rotwein oder den 24 Jahre alten Rum leisten. Mir scheint, Ärzte, Anwälte oder Banker saufen, weil es zum guten Ton gehört. Für sie gilt ein guter Tropfen als Statussymbol.

- In der Altersgruppe von 18 bis 69 Jahren besteht in Deutschland für 14 Prozent ein riskanter Alkoholkonsum. Jeder Sechste also. Jeder vierte Mann dieser Altersgruppe stirbt direkt oder indirekt durch Alkohol.

- 4,1 Millionen Menschen der gleichen Altersgruppe sind vom Alkohol abhängig mit bereits eingetretenen Folgeerkrankungen.

- 1,7 Millionen Deutsche leiden unter akutem Alkoholismus mit massiven gesundheitlichen und sozialen Folgen.

- Mehr als 100.000 Menschen landen jährlich wegen Alkoholvergiftung in der Notaufnahme in deutschen Krankenhäusern.

- Fast jedes dritte Gewaltverbrechen wird unter Alkoholeinfluss begangen. Alkohol ist Vergewaltigungs-Rauschmittel Nummer eins.

- Jedes hundertste Kind in Deutschland hat FAS (fetales Alkoholsyndrom) und ist so behindert, dass es kein selbstständiges Leben führen kann.

- 2,65 Millionen deutsche Kinder haben alkoholkranke Eltern.

- 80 Prozent aller Schwangeren trinken Alkohol.
- Jeder achte Verkehrstote stirbt durch Alkohol.
- Jeder zehnte Alkoholiker sucht Hilfe. 90 Prozent trinken bis zum bitteren Ende, ohne sich je getraut zu haben, Hilfe zu holen.
- Die Hälfte der Umsätze und Gewinne der Alkoholindustrie wird auf dem Rücken von suchtkranken Menschen gemacht – 50 Prozent der gesamten Alkoholika werden von 10 Prozent der Bevölkerung geschluckt. Anders ausgedrückt: Jede zweite Flasche wird von einer Person getrunken, die massive Alkoholprobleme hat.
- Unabhängige internationale Studien und Vergleiche zu europäischen Ländern wie Portugal oder Schweden haben klar bewiesen, dass vor allem erstens höhere Preise, zweitens weniger Werbung, drittens kein Alkoholverkauf rund um die Uhr und viertens Verkauf nur in ausgewiesenen Geschäften zu deutlich weniger Alkoholmissbrauch führen. Eigentlich ganz einfach. Aber nichts passiert – ich habe den Eindruck, die Alkoholindustrie tut alles, um Preissteigerungen oder schärfere Gesetze zu verhindern und ihre Umsatzzahlen von 14 Milliarden Euro beizubehalten. Mit diesem Geld hätten wir 1.500 Euro zusätzlich für die Erziehung eines jeden Kindes in unserem Land. Oder 1.000 Euro extra für jeden Rentner. Oder 2.000 Euro mehr für jeden Gehandicapten.

Dass »nur« 70.000 Menschen jährlich am Alkohol sterben, ist eine statistische Lüge, weil die indirekten Folgen in keiner Statistik auftauchen. Es gibt nationale und internationale Studien, die einen Zusammenhang zwischen Krebs, Herzinfarkt, Schlaganfall oder Diabetes und Alkohol herstellen. Die Menschen, die an diesen Krankheiten sterben, gehen nicht in die Statistik ein, da Alkohol nicht der direkt auslösende Todesfaktor ist. In Wahrheit sterben also pro Jahr mehrere hunderttausend Deutsche an Alkohol. Täglich verrecken in unserem Land tausend Menschen an den direkten oder indirekten Folgen des Alkohols. Die WHO klassifiziert Alkohol als Krebserreger der Klasse 1, also auf einer Stufe mit Asbest, Arsensäure oder Dieselabgasen.

Eine neue britische Studie belegt an Mäusen, dass beim Abbau von Alkohol die schädliche Chemikalie Acetaldehyd entsteht. Diese Chemikalie schädigt die DNA von Stammzellen, es kommt zu Doppelbrüchen. Wenn der Körper diese zu reparieren versucht, lagern sich Chromosomen um, was wiederum zu Mutationen führt, die das Krebsrisiko erhöhen.

Die durch Sucht verursachten medizinischen, sozialen und wirtschaftlichen Folgekosten in Deutschland betragen 60 Milliarden Euro jährlich – das nicht messbare persönliche Leid der Betroffenen, das ihrer Partner und Kinder kommt noch dazu. Demgegenüber stehen drei Milliarden, die der Staat mit der Alkoholsteuer einnimmt – was für ein miserabler Deal für Volk und Staat. Würde man diese Kosten umrechnen, müsste jedes Bier 1,70 Euro teurer werden, eine Flasche Wein 5 Euro und eine Flasche Schnaps 13 Euro.

Im Netz bin ich auf die »Addict Aide«-Kampagne einer jungen Frau gestoßen. Louise Delage ist 25, kommt aus Paris, sieht hübsch aus und postet täglich Bilder aus aller Welt, auf denen sie immer mit einem Glas Alkohol zu sehen ist. Niemand fand das bedenklich, keiner der 50.000 Follower hat gefragt, ob sie vielleicht Hilfe brauche, weil Alkohol offensichtlich eine einnehmende Rolle in ihrem Leben spielt. Nach ein paar Monaten hat »Addict Aide« offengelegt, dass es Louise Delage gar nicht gibt und die Bilder nur gepostet wurden, um auf die Bagatellisierung von Alkohol aufmerksam zu machen. In der Gefolgschaft der Vieltrinkenden gab es fast keine Reaktion.

Kaum einem stößt die Trinkerei wirklich auf. Und die wenigen Stimmen in unserem Land, die öffentlich anprangern, wie wahnsinnig viel wir trinken, wie ausufernd das Sauf-System ist und wie kaputt Millionen von Menschen deshalb sind, bleiben fast unerhört. Es scheinen alle d'accord zu sein, dass jedes Fußballspiel von Bierfirmen präsentiert wird. Dass auf jedem unterklassigen Fußballturnier gesoffen wird; bei Jugendturnieren natürlich auch. Dass es die Flens-Oberliga gibt, den Bitburger Cup, ganze Sportverbände von Bierfirmen getragen werden; von einem Getränk, das einem beim Sport mit Sicherheit keine bessere Leistung beschert. Keiner geht wirklich auf die Barrikaden. Keiner klagt an, regt sich auf, spricht deutlich aus, welche Methode die Alkohol-Lobbyisten verwenden – wieso muss ich denn jetzt dieser Ankläger sein? Und wen will ich anklagen?

1. POLITIK UND STAAT

Die Regulierungswut der Brüsseler Europapolitiker versagt meines Erachtens beim Thema Alkohol. Interessanterweise gelten hier keine europäischen Normen – die Länder dürfen selbst entscheiden, wie viel das eigene Volk trinkt. Deutschland gibt offenbar die Verantwortung an die Alkoholindustrie ab, wohl in der Hoffnung, diese möge für Selbstregulierung sorgen. Die brauen, brennen, keltern fleißig weiter wie bisher.

Die Politiker scheinen sich schlichtweg nicht zu trauen, die Gesundheit der Bürger über den Profit der Alkoholindustrie zu stellen. Die Gewählten trinken lieber mit, als harte Regeln durchzusetzen. Morgens spricht der Bürgermeister über

Suchtprävention an der Schule, um nachmittags das erste Fass beim Dorffest anzustechen, das von der Brauerei um die Ecke gesponsert wurde. Egal wo, die Volksvertreter wollen Volksnähe demonstrieren, und wir, das Volk, lassen uns davon beeindrucken und trinken mit.

Zuletzt hat die Politik vor gut zehn Jahren die Gesetze geändert und die Steuer auf Alkopops erhöht, nachdem sich Jugendliche regelmäßig krankenhausreif getrunken haben. Die Maßnahme hat funktioniert. Heute trinkt niemand mehr Alkopops. Doch seitdem wurde nichts mehr unternommen, um den Konsum von Alkohol einzuschränken. Ich frage mich: Haben die Politiker zu große Angst, Spaßverderber zu sein? Oder ist die Macht der Lobby zu weitreichend?

Dass die Alkoholindustrie Politiker vor ihren Karren spannt, ist die Konsequenz: Norbert Lammert, Peter Altmaier, Horst Seehofer, Cem Özdemir waren alle schon »Botschafter des Bieres«. Dieser Titel wurde vom Deutschen Brauer-Bund (DBB) erfunden, und Deutschlands Prominenz lässt sich öffentlich zur Litfaßsäule degradieren. Was ist wohl die Botschaft des Botschafters des Bieres?

Cem Özdemir präsentierte 2015 beim Grünen-Parteitag sogar sein eigenes Bier: das Özdebier. Hat irgendein Grüner klipp und klar gesagt, dass Alkohol nichts auf einem Parteitag zu suchen hat? Das kann ich mir nicht vorstellen.

Jede Parteisause wird gesponsert. Parteispenden unter 10.000 Euro müssen nicht angegeben werden – sonst könnte man herausfinden, welcher Parteiempfang von welcher Brauerei bezahlt wird.

Nur eine einzige Politikerin hat bisher versucht, gegen die Macht der Alkohol-Lobby anzukämpfen: Sabine Bätzing, ehemalige Drogenbeauftragte. Sie gab das klare Gesundheitsziel aus: »Alkoholkonsum reduzieren«. Zur Erreichung dieses Ziels definierte eine Arbeitsgruppe folgende Maßnahmen: weniger Werbung, höhere Ladenpreise, eingeschränkte Verfügbarkeit von Alkohol. Doch gegen Bätzing und ihr Vorhaben fuhren verschiedene Medien eine vernichtende Kampagne. Sie wurde sogar als »Volkserzieherin« beschimpft. Wie sehr dem Deutschen Brauer-Bund der Vorstoß missfiel, zeigt ein Schreiben an das Wirtschaftsministerium. Kritisiert wurde das ausgewiesene Ziel: »Alkoholkonsum reduzieren«. Vor allem aber wehrten sich die Lobbyisten gegen die Formulierung »Der Verkauf von Alkohol an Tankstellen und in Supermärkten wird beschränkt«. Dieser Passus wurde daraufhin neben anderen vom Ministerium gestrichen. Die Klauen der Alkohol-Lobby greifen also tief, sogar so tief, dass das Ministerium sich diktieren zu lassen scheint, wie das politisches Ziel auszusehen habe.

Der Bundesverband der deutschen Spirituosen-Industrie schreibt in der Folge sehr zufrieden an das Bundeswirtschaftsministerium: »Wir freuen uns, dass einige Kritikpunkte offenbar aufgegriffen wurden.«

Sabine Bätzing schied aus dem Amt und gibt bis heute keine Interviews zu diesem Thema. Die zuständige Presseabteilung schrieb mir, dass Frau Bätzing nicht mehr für das Thema Alkohol zuständig sei. Es hat sich nichts geändert. Nicht eine Maßnahme kam zur Reife. Die Arbeitsgemeinschaft »Alkohol reduzieren« gibt es bis heute.

Wenn die Politik in Deutschland etwas tut, dann für die Brauer. Das Reinheitsgebot haben sie 1993 durch das »vorläufige Biergesetz« ausgehebelt. Kein einziges Bier in Deutschland wird mehr so gebraut wie 1516, als das Reinheitsgebot verfasst wurde. Seit Einführung dieses neuen Gesetzes dürfen die Brauer 60 verschiedene Zutaten und Hilfsmittel wie Aktivkohle, Zucker, Natron, Algenmehl, Gelatine oder den Kunststoff PVPP benutzen, um ihr Bier zu brauen. Da der Brauprozess des 21. Jahrhunderts nichts mehr mit dem von 1516 zu tun hat, brauchen die Produzenten Brau-Beschleuniger, Zusatzstoffe, die den globalen Transport und lange Haltbarkeit gewährleisten, Kosten minimieren und den Profit maximieren. Bitburger beispielsweise braut 400 Millionen Liter Bier im Jahr. Das sind zehn Schwimmbecken voll Bier – pro Woche! Das »Deutsche Reinheitsgebot« ist zu einer PR-Farce verkommen, an die nur noch Romantiker glauben.

Dass es auch anders gehen kann, zeigt sich beispielsweise in Schweden. Dort herrschen höhere Steuern, reglementierte Verfügbarkeit, Warnungen auf Flaschen und strenge Werbeauflagen. Das Ergebnis: Die Schweden trinken mittlerweile zwanzig Prozent weniger als wir. Dabei standen sie vor ein paar Jahren noch an der europäischen Spitze – und wir glaubten, von hier aus betrachtet, dass die Skandinavier ein schlimmes Problem hätten. Nein: Wir Deutsche haben dieses.

Je länger ich recherchiere, desto häufiger stelle ich mir die Frage: Was würde wohl passieren, wenn wir uns die Schweden zum Vorbild nähmen? Doch sobald nur das Wort »Steuererhöhung« fällt, schreiben wütende Forenbesucher: »Als Nächstes verbietet ihr uns das Autofahren.« Oder: »Wann hört der Staat endlich auf, uns zu bevormunden?« Oder: »Darf man denn gar keinen Spaß mehr haben?«

Grundsätzlich scheint das Volk Angst zu haben, man würde ihm etwas wegnehmen. Doch niemand will Alkohol verbieten. Es geht nicht um eine Prohibition wie 1920 in den USA. Es geht nur darum, die Verfügbarkeit zu beschränken, damit die Exzesse eingedämmt werden. Der Staat soll auch mich nicht bevormunden – ich will nur nicht mehr von der Alkoholindustrie und ihren Werbemillionen zugedröhnt werden. Wenn ich mich schon nicht vor deren Werbung schützen kann, nur weil ich ein Fußballspiel gucken will, dann muss mich der Staat davor schützen.

Es ist wie bei Steuererhöhungen: Der Staat kann gar nicht anders als Steuern zu erhöhen, um das System am Laufen zu halten. Steuererhöhungen sind aber nur notwendig, weil viele

Reiche ihre Milliarden in Steuerparadiese tragen – Stichwort: Panama Papers. Der Feind ist also nicht der Staat oder die Ausländer oder Europa oder was den Wutbürgern und Protestwählern alles einfällt, sondern es sind diejenigen, die ihre Steuern nicht im Land lassen. Das Gleiche gilt für Alkohol. Nicht der Staat ist der Feind – der Staat sollte uns schützen. Die Lobby ist der Feind, weil sie Werbung verbreitet, die uns so manipuliert, dass wir glauben, ohne Alkohol nicht glücklich sein zu können.

Spaß will ich mit diesem Buch keinesfalls verbieten. Aber wer nachts um halb drei nüchtern durch die Straßen der entsprechenden Viertel geht, erkennt sofort, dass das mit Spaß nichts mehr zu tun hat. Es geht den bereits völlig Betrunkenen ausschließlich darum, noch besoffener zu werden und das Gehirn endgültig auszuknipsen. Ich weiß genau, wovon ich rede!

Vor diesen Exzessen wäre ich früher gerne bewahrt worden. Zumindest hätte mir Aufklärung gutgetan. Besser noch, ich hätte nach zwei Uhr nachts einfach nichts mehr zu trinken bekommen. Aber freiwillig aufhören? Unmöglich!

Ich hatte geglaubt, jetzt alle politischen Absurditäten abgearbeitet zu haben. Doch eine gibt es noch, die alles Bisherige in den Schatten stellt: Die Drogenbeauftragte der Bundesregierung Marlene Mortler stammt von einem Hopfenhof. Irgendwie zweifle ich daran, dass sie tatsächlich Interesse daran hat, den Bierkonsum zu reduzieren.

Im Vorwort des 187 Seiten starken Drogen- und Suchtberichts 2017 der gelernten Hauswirtin kommt nicht einmal das Wort Alkohol vor. Dafür beschäftigt sie sich mit Crystal Meth, Smartphone-Abhängigkeit und dem Cannabis-als-Medizin-Gesetz und postete auf Twitter vor einiger Zeit das Foto eines hochprozentigen »Kreuther« Geists während der Klausur-Tagung der CSU-Landesgruppe in Wildbad Kreuth.

An ihrer Seite steht der Drogen- und Suchtrat der Bundesregierung. Dieses ominöse Gremium tagt zweimal im Jahr. Aus welchen Personen er sich zusammensetzt, wurde nicht bekanntgegeben. Diese Tatsache fanden sogar unsere Politiker ein bisschen seltsam, woraufhin dann doch die Geschäftsordnung und die Mitgliederliste veröffentlicht wurden. Dabei kam heraus, dass keine Selbsthilfegruppen, keine Suchtmediziner, keine Interessenvertretungen von Drogensüchtigen und keine Fachgesellschaften vertreten sind. Wie qualifiziert kann dieser Rat sein? Die veröffentlichte Mitgliederliste ist mittlerweile auch nicht mehr im Internet zu finden. Es wäre spannend herauszufinden, ob und wenn ja, welche Lobbyisten den Weg in dieses Gremium gefunden haben.

Marlene Mortler hielt kürzlich vor dem Bundestag ein Plädoyer gegen Cannabis-Verbrauch und wies auf die verheerenden Folgen des Kiffens für Jugendliche hin: »Mir ist wichtig, dass wir der interessengetriebenen Verharmlosung von Cannabis endlich die Fakten entgegensetzen. Dafür werden wir in den kommenden Jahren einen Millionenbetrag in die Hand nehmen müssen«. Es müsse »endlich Schluss sein mit der Lifestyle-getriebenen Legalisierungsdebatte, mit der die Gefahren des Kiffens permanent heruntergespielt« würden. Der Konsum führe nicht selten zu »kognitiven Einbußen, Psychosen, Angststörungen oder Schädigungen von Herz und Atmung«.

Irgendwie ist es lustig, dass diese Frau von »interessengetrieben« spricht. Als ob es eine große Kiffer-Lobby oder -Mafia in Deutschland gäbe. Das meiste Gras wird unter Dachböden und in Gärten selbst angebaut oder über die grüne Grenze aus Holland importiert. 7.800 Kilogramm wurden 2016 von den Behörden sichergestellt – das ist die Gewichtsmenge, die 70 Deutsche im Jahr an Bier trinken! Und dagegen will die Drogenbeauftragte Millionen in die Hand nehmen?

Weniger klare Worte findet Frau Mortler in Bezug auf Alkohol. Hier stelle sie eine »Trendwende« fest. Der Konsum bei Jugendlichen gehe zurück. Doch dieser Prozess schreite nicht schnell genug voran, und so verspricht sie einen »Alkoholatlas«, der politische Möglichkeiten aufzeigen soll. Kritisch äußert sie sich in Bezug auf die Alkoholwerbung. Diese möchte sie bei den öffentlich-rechtlichen Sendern verbieten. Warum eigentlich nicht bei den privaten?

Doch Frau Mortler ist auch nur ein Opfer des Systems, hinter dem nicht nur die Alkoholindustrie, sondern der halbe Lebensmittelmarkt steckt. Sobald die Politik Alkohol reglementiert, müsste dies auch bei anderen »Genussmitteln« wie Zucker oder Kaffee passieren. Und genau dagegen kämpfen Lobbyisten mit allem, was sie haben. Das Hauptargument aller Hersteller ist, dass diese Mittel, in Maßen genossen, nicht schädlich seien – im Gegensatz zu Nikotin. Dass auch schon eine Zigarette schadet, weiß mittlerweile jeder. Aber ein Bier? Ein Snickers? Ein Kaffee? Eine Cola? Nicht nachweisbar, also unschädlich. Dass diese Produkte ab einer gewissen Menge und genügend Zeit alle Menschen zu hundert Prozent süchtig machen, interessiert offenbar nicht. Erst wenn wir Zustände wie in den USA haben und jeder Dritte nicht mehr in einen normalen Flugzeugsitz passt, fängt die Politik an, Arbeitskreise zu bilden.

Die Alkoholpolitik in Deutschland erinnert meines Erachtens an die Waffenpolitik in den USA. Jährlich sterben dort mehr als 15.000 Menschen durch Schüsse. Je mehr geschossen wird, desto mehr wollen sich die Bürger gegen Schießwütige verteidigen. Die Politik schafft es nicht, gegen die Lobby anzukommen und zumindest ein Waffenregister einzuführen. In einigen Staaten dürfen sogar Geisteskranke Waffen kaufen. Von Europa aus betrachtet, ist klar, dass Amerika ein Problem hat und dass dieses Problem von allen Seiten angegangen werden sollte. Aber es passiert nichts, auch nicht vor Trump unter Obamas Präsidentschaft. Argumente gegen die Waffen-Lobby sind schusssicher, Selbstverteidigung und der Besitz von Waffen sind Teil des zweiten Zusatzartikels der amerikanischen Verfassung. Daran darf nicht gerüttelt werden. Dass dieser Artikel 1776 geschrieben wurde, also weit vor der Erfindung automatischer Waffen, ist dabei egal.

Blicken die Amerikaner nach Deutschland und sehen, dass hierzulande mehrere hunderttausend Menschen durch Alkohol oder dessen Begleiterkrankungen sterben, werden sie sagen: Die Deutschen haben ein Problem, das man von allen Seiten angehen muss. Die Amerikaner haben übrigens weitaus striktere Alkoholgesetze – und prozentual natürlich viel weniger Alkoholiker. Jeder dritte Amerikaner trinkt überhaupt keinen Alkohol.

So wie die Amerikaner glauben, dass ihnen eine Regulierungsbehörde die Waffen wegnehmen will, so glauben die Deutschen, dass ein Alkohol-Werbeverbot ihnen das Bier wegnimmt. Beide Themen sind emotional überfrachtet, sodass kein Argument zieht. Es bleibt einfach alles beim Alten.

2. DIE LOBBY

Um ein bisschen Ordnung ist dieses vertrackte System zu bekommen, lautet meine erste Frage: Was ist eigentlich Lobby-Arbeit? Lobby-Arbeit bedeutet, die Argumente und Strategien des Gegners zu kennen und der Auftrag, diese mit allen verfügbaren Mitteln auszuhebeln. Lobbyisten gewinnen immer – denn sie sind nicht irgendwelche Amateure, die sich politische Posten erschlichen haben, sondern strategisch-denkende Profis. Sie haben immer ein Ass mehr im Ärmel und spielen ihre Trümpfe erst aus, nachdem ihre Gegner die Karten auf den Tisch gelegt haben. Sie überraschen mit neuen Ideen und neuen Strategien, wenn die anderen glauben, jetzt endlich die perfekten Argumente ausgepackt zu haben. Lobbyisten wägen alle möglichen Taktiken ihrer Gegner im Vorhinein ab und diskutieren so lange, bis sie alle Argumente ad absurdum geführt haben. Sie nutzen ein müdes System aus und stehen ausschließlich für ihre Sache ein. Lobbyisten sind ehrgeizig und machen den Job, um zu gewinnen. Alkohol, Waffen, Öl, Atom, Zucker, Medikamente – sie verletzen mit ihrem Verhalten jegliche akzeptable ethische Norm und scheren sich nicht um die Konsequenzen – etwa das Leben anderer Menschen, ihrer Lebensqualität, Gesundheit oder Bedürfnisse. Den Weltverbesserern sind sie immer einen Schritt voraus. Daher mache ich mir keine Illusionen, mit diesem Buch irgendetwas erreichen zu können. Genau so wenig wie die Waffengegner in Amerika, die Demonstranten gegen blutige Kriege um Öl oder ehrliche Wissenschaftler gegen die Pharmakonzerne.

Auf jeden Abgeordneten in Berlin kommen geschätzt zwanzig Lobbyisten. Mehr als 700 Lobbyisten haben sogar Hausausweise für den Bundestag. Die Namen gibt die Regierung bewusst nicht bekannt. Nach eigenen Angaben verfügt der Deutsche Brauer-Bund über »ein Netzwerk mit Zugang und Akzeptanz bei Ministerien, Politik, Behörden, Wissenschaftlern, Presse und Meinungsmultiplikatoren« – also zu allen und allem, was in diesem Land etwas zu sagen hat. Das DBB-Hauptargument gegen Gesetzesänderungen ist »Eigenverantwortung«. Jeder Konsument müsse selbst wissen, wann es genug ist. Das scheint nicht ganz zu klappen, wenn wir auf die Statistiken schauen. Das zweite Argument des DBB gegen Gesetzesänderungen ist Folgendes: Sollte es in Deutschland zu einem Sponsoringverbot kommen, müssten Sportvereine ihr Angebot deutlich reduzieren, der deutsche Fußball würde den Bach runtergehen, und die Formel 1 würde in andere Länder ausweichen, was dann auch den Tourismus träfe.

Da uns diese Lobby seit mehr als einem halben Jahrhundert suggeriert, Rotwein sei gesund, Alkohol in Maßen schade nicht, Wein und Bier seien Teil unserer Kultur, wird das von einem Großteil der Bevölkerung vorbehaltlos geglaubt. Wenn Alkohol gesund wäre, könnten wir ihn doch auch Kindern, Schwangeren und Kranken gefahrlos geben.

Wie viel Einfluss die Lobby hat und wie sie arbeitet, zeigt sich an folgenden Beispielen:

- Es gibt keine Warnhinweise auf alkoholischen Getränken. Nur Schwangere werden auf manchen Flaschen vor dem Trinken gewarnt.

- Steuern auf Alkohol sind bei uns so niedrig wie in fast keinem anderen europäischen Land. Das Preisniveau für alkoholische Getränke liegt in Deutschland bei 82% im Vergleich zum EU-Schnitt. Nur in Rumänien, Bulgarien und Ungarn kann man noch günstiger trinken. Finnen zahlen doppelt so viel wie die Deutschen. Norweger sogar das Dreifache.

- An Tankstellen darf weiterhin rund um die Uhr Alkohol verkauft werden. Die meisten Mini-Alkohol-Fläschchen werden übrigens morgens verkauft. Das lässt vermuten, dass viele Alkoholiker auf dem Weg zur Arbeit nicht nur ihr Auto betanken. Von den zwei Millionen Schwerst-Alkoholikern in Deutschland besitzen die meisten weiterhin einen Führerschein, denn sie wissen genau: Tagsüber gibt es praktisch nie Kontrollen.

- An Supermarktkassen stehen Schnapsfläschchen, obwohl Alkohol in die entsprechende Abteilung gehört.

- Auf Wein wird keine Steuer erhoben. Er gilt somit als staatlich subventioniert. Alles wird doch besteuert – und ausgerechnet Wein nicht?

- Wein- und Schnapsflaschen unterliegen keinem Pfandsystem. Der Grund hierfür ist vermutlich, dass niemand seine Konsumbeweise öffentlich an Getränkeautomaten abgeben muss, sondern unerkannt in abgelegene Altglas-Container schmeißen kann. Der Wein- und Spirituosenverband scheint also noch raffinierter zu sein als die Bier-Lobbyisten.

- Wer in einer Brauerei arbeitet, hat das tariflich festgelegte Glück, dass ihm ein Deputat zusteht. Er darf täglich zwei Liter des eigenen Biers umsonst mit nach Hause nehmen. Komisch nur, dass der Alkoholgenuss in Brauereien während der Arbeitszeit für unerwünscht erklärt wurde – wo es doch so gesund ist! Und noch dazu Kulturgut. Wassertrinken wird ja auch nicht verboten.

- Heimlich trafen sich die Brauer und legten illegal fest, wie teuer ihre Erzeugnisse sein sollten. Das Bundeskartellamt verhängte Bußen von über 330 Millionen Euro gegen einige von Deutschlands größten Brauereien für illegale Preisabsprachen.

- Kartellbeamte überführten Supermarktketten wie Rewe, Metro, Netto und Edeka, als sie mit der deutschen Tochtergesellschaft der US-amerikanischen Brauerei Anheuser-Busch heimlich Preiserhöhungen für Beck's, Hasseröder, Franziskaner und andere Biermarken absprachen.

- In manchen Discountern kostet ein halber Liter Bier 29 Cent und damit weniger als manches Mineralwasser. Hier kaufen die ein, die die Kontrolle über Alkohol verloren haben und trinken müssen. Man kann sich in Deutschland für zehn Euro fünfzehn Liter Bier kaufen.

- Die Alkoholindustrie fördert ihre eigene Forschung. Das ist ungefähr so, als würden Bombenbauer beweisen wollen, dass ihre Bomben harmlos sind. Ein Beispiel ist The European Foundation for Alcohol Research (ERAB), eine von der Alkoholindustrie gegründete und finanzierte Organisation. Die Forscher sollen die gesundheitlichen Aspekte des Alkohols untersuchen und versuchen zu belegen, dass Alkohol gesund ist – was bei einem Nervengift schier nicht zu schaffen ist. Bisher liegt wenig Ernstzunehmendes vor: Bier beinhalte Vitamine und stärke die Knochen. Für solche Ergebnisse geben die Bierbrauer 500.000 Euro im Jahr aus.

- Was soll uns die Veröffentlichung dieses Ergebnisses sagen? Dass Menschen Bier trinken sollten, um Vitamine zu sich zu nehmen? Oder dass Bier vielleicht nicht das gesündeste aller Getränke ist, aber wenigstens Vitamine enthält?

- ERAB hat außerdem statistisch belegt, dass Menschen, die Alkohol trinken, älter werden als die, die keinen trinken. Diese Statistik sagt allerdings nichts aus, denn in Deutschland trinken nur trockene Alkoholiker und Kranke keinen Alkohol. Dass diese Personengruppen eine geringere Lebenserwartung haben, überrascht niemanden. Die »Wissenschaftler« werten ihre Statistiken ungefähr so aus: Wenn ein ERAB-Mitarbeiter ein Hähnchen isst und ich keins, haben wir, statistisch gesehen, jeder ein halbes gegessen.

Die Lobbyisten haben Einfluss auf jede Supermarktkasse, jedes Fußballspiel, fast jeden erwachsenen menschlichen Blutkreislauf und jede deutsche Amtsstube. Vom Bezirksbürgermeister, der ohne deren Geld kein Feuerwehrfest veranstalten kann, bis hin zur Bundesregierung, die nichts an der katastrophalen Lage in Deutschland ändert, weil sie keine Wähler verlieren will.

Wie laufen wohl die Treffen dieser Lobby-Gruppen ab? Lachen die sich über die Trinker und unseren Staat kaputt? Was passiert mit den Milliardengewinnen, nachdem sie einen Großteil davon in Werbung und Fußballerbeine investiert haben?

Ich frage mich, wer die Gegner der Lobby sind? Stundenlang telefoniere ich mit Notfallmedizinern, Suchttherapeuten, Streetworkern und Guttemplern, dem größten nichtkonventionellen Suchthilfeverband, – alle bestätigen, dass die Lage absolut katastrophal und auf Dauer nicht mehr zu stemmen ist. Eine Million Flüchtlinge gegen zehn Millionen Trinker – was ist wohl das größere Problem?

Es kämpfen Tausende Davids gegen einen Goliath: Der Streetworker ist David, der Rettungsassistent ist David, der Feuerwehrmann ist David, der Polizist ist David, der Gefängniswärter ist David, der Suchttherapeut ist David, Väter und Mütter sind David, Geschwister sind David, Lehrer sind David. Fast jeder in der Republik war schon mal David. Goliath ist immer der Alkohol.

Ich verabrede mich mit dem Geschäftsführer der Landesstelle für Suchtfragen in Kiel, Mathias Speich – auch er ist ein David. Seit zwei Jahren leitet er die Stelle und wäre froh, nur einmal ein vergleichbares Budget zu haben, wie es die Marketingabteilungen der Brauereien besitzen. Jedes Jahr muss er die Mittel für die Landesstelle für Suchtfragen neu beantragen – mit unklarem Ausgang. Der Landeshaushalt plant nur einen Bruchteil der Steuereinnahmen aus dem Bereich Glücksspiel oder den Einnahmen aus Alkohol- und Tabaksteuer in den Bereich der Suchthilfe ein. Als Dankeschön für sein Bemühen um Aufklärung hat Speich ununterbrochen Angst um sein Budget, Angst, Mitarbeiter entlassen zu müssen, Angst, Politiker könnten im nächsten Jahr die Stelle schließen. Denn die Landesstelle ist eine freiwillige Leistung der Kommunen. Diese Leistung verschlingt 400.000 Euro im Jahr inklusive Drittmittel – wer soll das bezahlen? Vielleicht sollten es die Landesvertreter bezahlen, die laut Medienberichten der Flensburger Brauerei 1,5 Millionen Euro Forschungsgelder gewährten, damit ihr Plopp-Verschluss besser ploppt.

Mathias Speich und seine Mitarbeiter unterstützen die Facheinrichtungen der Suchthilfe, Prävention und Selbsthilfe und ihre haupt- und ehrenamtlichen Mitarbeiter im Land. »Mit unserer Arbeit in den Schulen bewirken wir natürlich bei den einzelnen Schülern schon etwas, aber im Vergleich zu einer einzigen Gesetzesänderung ist das sehr viel Aufwand. Wir haben viele Vorträge in Schulen gehalten, an Jugendliche appelliert, mit Lehrern gesprochen und Elternabende durchgeführt – aber erst als die Steuer auf Alkopops erhöht oder das Nichtraucherschutzgesetz eingeführt wurde, gab es handfeste und schnelle Veränderungen.«

Das sei der Unterschied zwischen Verhaltensprävention und Verhältnisprävention, sagt er. Es erfordere Mut von den Verantwortlichen, auch unbequeme Dinge beim Namen zu nennen. »Was bringt eine schulische Präventionskampagne gegen Alkohol, wenn anschließend im Sportunterricht auf dem Hallenboden Werbung für Bier oder Glücksspiel zu lesen ist? Erst wenn wirklich konsequent die Verhältnisse geändert werden, würde sich etwas tun.« Speich hatte 2017 ein Verkaufsverbot für Alkohol an Tankstellen nach 22 Uhr gefordert – und erntete einen Shitstorm. Außerdem forderte er ein Werbeverbot für Zigaretten und Alkohol im Umfeld von Schulen. Wie zu erwarten, hat kein Politiker auf seine Forderungen reagiert. »Wenn Politiker unsere Ideen aufgreifen«, sagt er, »steht bei denen am nächsten Tag die Lobby auf der Matte und erklärt ihnen den Unterschied zwischen Steuergeldern und Sponsoring.«

Ich frage ihn, wieso er seinen Job nicht an den Nagel hängt. Wieso macht er in einem System weiter, das fast nichts bewegt und einer gewissen Willkür unterliegt.

»Oft genug ist es so, dass wir natürlich auch nicht wissen, ob wir nun lachen oder weinen sollen. Allen Mitarbeitern hier war von Anfang an klar, dass der Weg zur Veränderung lang ist. Jeder weiß, wie etabliert Alkohol in der Gesellschaft ist. Jeder kennt Geschichten, die mit Freunden und Alkohol verknüpft sind.

Für viele Menschen geht es beim Alkohol um positive Emotionen und subjektive Gefühle – dagegen hat es schlichtes Fachwissen einfach schwer. Wer sich gegen Alkohol positioniert, verdirbt die Stimmung und hält noch dazu den Menschen einen Spiegel vor. Und sich selbst zu reflektieren, seine Entscheidungen zu überdenken, das ist keine Stärke unserer Gesellschaft.«

»Was könnte also die Lage verbessern?«, frage ich Speich.

»Warum führen wir nicht einen Alkohol-Cent ein, wie er schon in den 90ern gefordert wurde. Für jedes Getränk gehen zehn Cent direkt in die Prävention oder die Beratung von Betroffenen und deren Angehörige.«

Das leuchtet ein: Wenn der Suchtmittelkonsum ohne Umwege seine eigenen Schäden refinanzieren müsste, jede Werbemaßnahme mit Gegenwerbung oder Prävention einhergehen müsste, hätten wir faire Verhältnisse im Land. Mathias Speich glaubt, damit vor allem Kinder und Jugendliche besser schützen zu können. »Wir sollten schneller helfen können, nach Möglichkeit noch bevor sich eine chronische Suchterkrankung festsetzt! Auch wenn es gerne belächelt wird: Beratung und Prävention sind gute Formen der Hilfe! Ohne stabile Finanzierung geht das aber nicht. Auf der einen Seite wollen Politik und Eltern das Beste an Prävention und Beratung, auf der anderen Seite ist diese pädagogische Arbeit in Deutschland eine freiwillige Leistung.«

»Also fordern Sie, dass Ihre Arbeit gesetzlich festgeschrieben wird?«

»Unser Budget ist abhängig von den fachlichen Vorlieben und den finanziellen Möglichkeiten einer Stadt oder Gemeinde. Das Problem liegt darin, dass die Bundespolitik sich nicht traut, Prävention oder Beratungsangebote als Pflichtaufgabe in die Sozialkassen aufzunehmen. Hier geht es um Geld, sehr viel Geld! Die ganze Debatte hat etwas von: Wasch mich, aber mach mich nicht nass!«

Im *Alten Testament* holt David eine Schleuder aus der Tasche und schießt dem Helm tragenden und schwer gepanzerten Goliath einen Stein genau zwischen die Augen, sodass der Riese auf der Stelle tot umkippt. Das Problem: Speich hat keine Schleuder. Und selbst wenn, käme er nie gegen Goliath an. Der ist heute zu mächtig, um sich von einer Schleuder umhauen zu lassen.

Doch vielleicht passiert bei uns der nächste Schritt auch ohne einen Steinwurf: In der angelsächsischen Welt wird das Thema Alkohol sehr viel offener behandelt als bei uns. Da die Deutschen den Amerikanern fast alles nachmachen, besteht also noch Hoffnung.

3. DIE MEDIEN

Neben Tausenden von Artikeln und Berichten schwirren Hunderte von Filmen, Dokus und TV-Beiträgen über das Thema Alkohol durchs Netz. Exemplarisch für die Blindheit der Medien picke ich einen vielgeklickten Film der ARD-Sendung *WiSo* heraus, der mit Bildern von irgendeinem Volksfest und diesem Text beginnt: »Alkohol, einerseits Kulturgut, andererseits gefährliche Droge.« Schon nach diesem einen Satz ist klar, dass auch die Journaille die Lüge nicht durchschaut oder durchschauen will: Alkohol ist kein Kulturgut. Apfelsaft oder Brötchen würden wir ja auch nicht als Kulturgut bezeichnen. Hinter diesem Irrglauben steckt die Alkohol-Lobby mit ihren Jahrzehnte währenden Lügen und Manipulationen. Und weil wir alle das Trinken so sehr lieben, finden wir es wunderbar, wenn Alkohol plötzlich zum Kulturgut erhoben wird. Eine Droge ist Alkohol auch nicht, weil er legal ist. Somit stellt *WiSo* Alkohol auf eine Stufe mit Heroin, was sinnlos ist, denn es gibt praktisch niemanden, der ab und zu spritzt und nicht abstürzt. Das ist bei Alkohol anders, womit der Vergleich abstrakt und übertrieben wirkt. Die Warnung, die der Film sicherlich ausdrücken möchte, funktioniert in meinen Augen nicht.

Der Staat bezeichnet legale Suchtmittel wie Alkohol, Zigaretten oder Kaffee, an denen er Steuern verdient, als »Genussmittel«, alle anderen Suchtmittel heißen »Drogen«.

Am stärksten tragen Fußballübertragungen zur Suchtverbreitung bei. Wenn Fußballer Idole von Millionen von Kindern sind und diese Idole in enger Verknüpfung mit Alkohol stehen, ist jedem klar, was die Kinder konsumieren möchten. Jeder Fußballfan trinkt also früher, häufiger und mehr als jemand, der als Kind kein Fußballfan war. Und genau deswegen lieben Bierbrauer Fußball.

FAZIT NACH ZEHN MONATEN

1. Ich verzichte auf den Besuch des Oktoberfests, um mich im letzten Quartal meiner journalistischen Kompetenz zu besinnen und herauszufinden, warum in diesem Land so viele Menschen trinken und was Alkohol bloß so verführerisch macht.

2. Die Republik wird seit Jahrzehnten von Alkohol-Multis manipuliert. 500 Millionen Euro geben die Konzerne jährlich für Werbung aus, um das Volk zum Saufen zu animieren. In fast keinem europäischen Land darf so ungehindert und schamlos Werbung für das Nervengift getrieben werden wie in Deutschland.

3. Die Alkohol-Lobby hat überall ihre Finger im Spiel und die Politiker fest im Griff. In den vergangenen Jahren gab es eine einzige Politikerin, die gegen die Machenschaften der Brauer-, Wein- und Spirituosenverbände vorgehen wollte. Sie hat anscheinend nach Morddrohungen ihren Hut genommen und einen Posten im Mainzer Landtag bekommen.

4. In ganz Deutschland gibt es niemanden, der lauthals den Missstand anprangert. Niemand sagt in Talkshows, Artikeln, Büchern oder Filmen, dass wir in einem Land der Dichten und Trinker leben. Wir haben keinen Che Guevara, keinen Nelson Mandela, keine Aung San Suu Kyi. Auch wenn die Vergleiche mit diesen Personen übertrieben scheinen, so ist das Alkoholproblem bei uns so gravierend, dass wir einen von ihnen dringend bräuchten.

IM RAUSCH DER MACHT

Gute Freunde würden *Weder geschüttelt noch gerührt* lesen

Nach vielen E-Mails, die ins Leere gelaufen sind, und unzähligen vergeblichen Versuchen, Verantwortliche ans Telefon zu kriegen, bekomme ich endlich eine Chance: Der Deutsche Fußball-Bund und die Bundesdrogenbeauftragte veranstalten eine Pressekonferenz zum Thema »Alkoholfrei Sport genießen«.

Im Foyer eines Berliner Hotels haben sich fünfzig Journalisten eingefunden, die gespannt auf eine Bühne schauen, die mit Funktionären besetzt ist. Von links nach rechts die Bundesdrogenbeauftragte, Marlene Mortler, daneben der Präsident des Deutschen Fußball-Bundes, der Präsident des Deutschen Turner-Bundes, der Vizepräsident des Deutschen Handballbundes, der Bundesjugendleiter der DJK-Sportjugend und der Vizepräsident des Deutschen Olympischen Sportbundes. Also Deutschlands Elite der Sportfunktionäre an einem Tisch.

Die Bundesdrogenbeauftragte eröffnet die Runde: »Mit dem Zusammenschluss dieser mitgliederstarken Sportverbände können wir an der Basis der Vereine noch mehr Menschen erreichen und über die Risiken von übermäßigem Alkoholkonsum aufklären. Alkohol ist nach wie vor das am weitesten verbreitete Suchtmittel.« Ah – sie will nur übermäßigen Alkoholkonsum bei Jugendlichen beschränken. An Maßnahmen, die der breiten Masse den Zapfhahn vergällen könnten, traut sie sich wohl nicht heran. Sie findet noch ein paar warme Worte für die ehrenwerten Mitstreiter an ihrer Seite und gibt ab an den DFB-Präsidenten, den mächtigsten Funktionär der Welt – kein Verband hat mehr Mitglieder als der Deutsche Fußball-Bund. »Wir möchten mit dieser Aktion dafür sorgen, dass die Jugendlichen lernen, mit Alkohol verantwortungsbewusst umzugehen.«

»Ich nehme an, dass Sie dann auch keine Alkoholwerbung mehr vor Fußballspielen schalten werden?«, frage ich dazwischen.

Der mächtige DFB-Präsident scheint ein bisschen irritiert. Die Frage scheint er so noch nie gehört zu haben, jedenfalls reagiert er alles andere als souverän. »Das eine hat doch nichts mit dem anderen zu tun«, sagt er. »Hier geht es um Jugendliche, die beispielsweise bei Vereinsfesten oder -meisterschaften keinen Alkohol trinken sollen.«

»Aber wenn diese Jugendlichen übermorgen wieder die Bundesliga im Fernsehen schauen, sollen sie zum Trinken animiert werden? Verstehe ich das richtig?«

Eine vom Veranstalter engagierte Moderatorin geht dazwischen. »Wir würden gerne die Statements der Damen und Herren auf der Bühne zu Ende anhören. Vielleicht haben wir anschließend Zeit für eine kleine Fragerunde.«

»Und um den Bitburger Cup und andere von der Alkoholindustrie gesponserte Veranstaltungen geht es heute auch nicht?«, frage ich, bevor die Fragerunde, die es nie geben wird, eingeläutet werden kann. Einige Journalisten schauen mich empört an – wie kann ich es wagen, dem DFB-Präsidenten solch unerhörte Fragen zu stellen? Ich hätte ihn gerne noch gefragt, ob er weiß, dass angeblich 19 Prozent der aktiven

Sportler unter Alkohol-, Drogen-, Medikamenten- oder Spielsucht leiden. 20 Prozent der aktiven sollen psychisch krank sein, 40 Prozent der ehemaligen Profis. Das behauptet zumindest Exprofi Uli Borowka, der öffentlich zugibt, morgens in seiner eigenen Kotze aufgewacht zu sein und nachmittags wieder auf dem Platz gestanden zu haben. Warum hat der DFB eigentlich keinen Ansprechpartner für Fußballer mit Suchtproblemen?

Der Präsident des Deutschen Turner-Bundes erklärt, dass die Vereine vor allem den Bierbrauern sehr dankbar seien, dass diese ihre Sportarten so generös unterstützen würden. Ansonsten gäbe es noch weniger Sportmöglichkeiten für die Jugendlichen.

Jetzt muss ich unhöflicherweise doch noch einmal dazwischenblutgrätschen: »Meinen Sie denn, das machen die Bierfirmen aus Liebe zum Sport? Weil die Ihre Nachwuchskugelstoßer so klasse finden?«

»Ja, unter anderem.«

»Nein«, sage ich. »Das machen die Bierbrauer, weil sie jeden Jugendlichen zu einem guten Biertrinker erziehen möchten. Damit sie sich von Kindesbeinen an einen Verhaltenskodex einprägen, in dem Sport und Bier untrennbar miteinander verbunden sind.«

»Also, jetzt hören Sie doch auf«, ruft der DFB-Präsident dazwischen. »Mit diesem Aktionsbündnis machen sich Sportverbände gegen Alkoholmissbrauch in Deutschland stark. Damit stellen wir uns unserer gesellschaftlichen Verantwortung, schließlich sind rund 70 Prozent aller jungen Menschen in Deutschland zumindest vorübergehend in einem unserer Sportvereine aktiv.«

Und genau diese 70 Prozent wollen die Brauer unbedingt an die Flasche gewöhnen, denke ich, halte aber lieber den Mund, um nicht noch rausgeworfen zu werden. Schließlich will ich nach der Veranstaltung direkt mit den Beteiligten sprechen.

Doch der DFB-Präsident verweigert ein Interview. »Mit Ihnen nicht«, sagt er. Dagegen gibt sich Frau Mortler weitaus fortschrittlicher, als ich es erwartet hätte: »Ich verstehe Ihre Empörung, Herr Kruse«, sagt sie in einem sehr verbindlichen Ton. »Aber wir müssen hier Schritt für Schritt vorgehen. Dieses Aktionsbündnis ist ein erster Schritt. Weitere werden folgen.«

»Sind Sie da sicher?«, frage ich.

»Ganz sicher«, sagt sie. »Wir können die Verantwortlichen nicht überrumpeln. Gerade erst haben wir die Bestimmungen für Zigarettenpackungen gesetzlich verschärft. Wir können jetzt nicht gleich ein Werbeverbot für Alkohol einführen. Da spielen die nicht mit.« Die Frau ist schlau – schlauer als ich. Ich lasse mich von ihr überzeugen.

Bei meinen Recherchen über die Lobby-Arbeit der Brauer erscheint der Hauptgeschäftsführer des Bayerischen Brauer-Bundes auf jeder zweiten kritischen Website. Er ist der Mann, der hauptverantwortlich dafür zu sein scheint, dass sich in Deutschland seit Frau Bätzing kein Politiker mehr an Gesetzesänderungen herantraut.

Ebbertz hat alle hinter sich: Die Werber, die Tankstellenverbände, Zeitungsverleger, Fernsehanstalten, Werbetreibende allgemein und insbesondere im Kino, die Spirituosenindustrie, die Deutsche Fußball Liga. Gruppen mit Millionen von Mitgliedern mit so viel Geld und Macht, dass es einem sogar nüchtern schlecht werden könnte.

Ich behaupte Folgendes: Dieser Mann ist zwar nicht dafür verantwortlich, dass in Deutschland täglich 1000 Menschen an den direkten oder indirekten Folgen des Alkohols sterben – drei vollbesetzte Jumbos –, vielmehr ist er dafür verantwortlich, dass es nicht weniger werden. Er versucht mit allen Mitteln, Maßnahmen entgegenzuwirken, die den Alkoholkonsum in Deutschland reduzieren würden. Er pflückt Papiere von Politikern auseinander, die eine Änderung der Gesetze fordern. Er schlägt Alarm, sobald jemand das Wort »Werbebeschränkung« erwähnt. Er spricht bei Brauereien, Verbänden, auf Bierfesten – »liebe bierselige Gemeinde« – und hält Reden, die den Beweis erbringen, dass man auch mit Bier nicht unbedingt Spaß im Leben haben muss. Die größte Freude bereitet dem rheinländischen Wahlbayern offenbar ein Bierbrunnen vor seinem Büro, der mehrere Biersorten gleichzeitig ausspucken kann.

Während ich mich früher im November in den mentalen Winterschlaf verabschiedete und nur noch unter Alkohol zu größeren Leistungen fähig war, fühle ich mich in diesem Jahr fit und gesund und habe überhaupt kein Bedürfnis nach mehr Schlaf oder Rückzug. Von der üblichen Winterdepression ist nichts zu spüren. Meine freien Tage verbringe ich mit Anna; wir machen lange Spaziergänge, kochen zusammen, fahren über die Wochenenden meist durch Norddeutschland und fragen uns, wie wir ein Leben ohne einander führen konnten. Außerdem hat mich meine Trommelgruppe wieder aufgenommen, ich treibe regelmäßig Sport und tauche in meinen Recherchen immer tiefer in eine der größten Erfolgsgeschichten der Menschheit ein:

DIE URSPRÜNGE DES ALKOHOLS

Alkohol gibt es schon seit Millionen von Jahren, lange bevor wir Menschen uns auf unserem schönen Planeten übergeben haben. Alkohol entsteht durch die Gärung von Zucker, also von Früchten, die etwa auf den Boden fallen und vergammeln. Angefangen hat der Konsum damit, dass Menschen vor hunderttausend Jahren vergorene Früchte gegessen haben. Sicherlich nicht, weil diese ihnen schmeckten, sondern weil es in Krisenzeiten nichts anderes gab. Wer schon mal vergammeltes Obst gegessen hat, weiß, dass man das sicher nicht freiwillig macht. Die Wirkung wird den Menschen vermutlich auch nicht sonderlich gefallen haben, denn torkeln und lallen ist für Jäger und Sammler eher hinderlich. Außerdem muss man schon eine ganze Menge verfaulter Früchte essen, bis man einen brauchbaren Rausch erfährt.

Ein bisschen erfolgreicher war vergammelter Honig. Hieraus entstand im Mittelalter Met. Das Zeug schmeckt zwar immer noch ekelhaft, fand aber durch Kräuter und einen höheren Zuckergehalt großen Anklang. Das vermutlich erste Partygetränk des Mittelalters – die wenigen Dichter dieser Epoche nannten es »Ein Geschenk der Götter«. Schreiberlinge waren damals also auch schon suchtgefährdet. Metsuppe wurde zu dieser Zeit regelmäßig zum Frühstück verzehrt – und zwar von Männern, Frauen und Kindern. Etwas anderes gab es nämlich meist nicht.

Im Vorderen Orient hingegen wurde das Bier entdeckt – ungefähr in der Form, wie wir es heute kennen. Irgendwer muss seinen Getreidebrei nicht aufgegessen haben – er vergammelte und vergor. Just in diesem Moment haben missionierende Kreuzritter das Dorf verwüstet und die meisten Bewohner abgeschlachtet. Alles, was es für die Überlebenden danach zu essen gab, war der vergessene Getreidebrei, der alle besoffen machte.

Dieses kulturhistorische Großereignis könnte dafür gesorgt haben, dass die Menschen sesshaft wurden. Sie fanden heraus: Verdünnt mit etwas Wasser und anschließend gefiltert schmeckt es zwar abscheulich, verändert aber die innere Stimmung. Der gemeine Dorfbewohner war plötzlich gar nicht mehr so geschockt von den marodierenden Rittern, den Verwüstungen und Verlusten, sondern hatte zum ersten Mal in seinem Leben richtig gute Laune. Nachdem er noch mehr vergorene Getreidekaltsuppe heruntergewürgt hatte, waren auch seine Ängste und Sorgen verschwunden. Selbst der Nachbar, das fiese Schwein, wirkte auf einmal viel entspannter und angenehmer. Die beiden eröffneten zusammen die erste Kneipe der Menschheitsgeschichte, und als das Lumpenpack aus der gesamten Umgebung erfuhr, dass sie dieses tolle Glücksgefühl jetzt täglich bekommen könnten, entschieden sie: Hier bleiben wir, hier sind wir zu Hause.

Eine zweite Theorie besagt, dass Medizinmänner das vergorene Gemisch tranken, um die Wirkung des Rauschs für ihre Hokuspokus-Weisheiten zu nutzen. Irgendwann wurde dem Medizinmann das kostbare Gebräu geklaut und von Stammesgenossen geext. Als diese merkten, wie toll dessen Wirkung ist, folterten sie den Medizinmann so lange, bis dieser die Herstellung preisgab. Nichts machte die geplagten Menschen damals wie heute glücklicher als gegorene, gefilterte Getreidepampe.

Auch die alten Ägypter kannten Bier. Dort galt der Gerstensaft als Nahrungsmittel und wurde den Göttern geopfert oder sogar als Lohn ausbezahlt.

Die Griechen und Römer hingegen ließen lieber eine bestimmte Traubenart verrotten, um ihrem Rauschbedürfnis nachzukommen. Sie erfanden sogar einen Weingott, verordneten ihren Soldaten einen Liter Wein täglich als Mutmacher im Kampf und tranken Wein gegen Durchfall.

Im 18. Jahrhundert wurde schließlich Hochprozentiges erfunden. Seitdem ist der Alkohol in allen Gesellschaften angekommen – und überall ein Problem. Alkoholismus wurde zur Volkskrankheit. Heute gibt es 240 Millionen Alkoholiker auf dem Planeten – das entspricht der Gesamtbevölkerung der USA.

Mohammed war der Erste, der das Teufelszeug verbieten wollte. Er war auch der Einzige, der damit erfolgreich war, denn bis heute wird im Islam zumindest offiziell nicht getrunken. Die Amerikaner waren, als sie 1920 die Prohibition einführten, sehr viel erfolgloser. Das Verbot machte Alkohol nur noch populärer. Überall entstanden illegale Brauereien, Kneipen und Schwarzmärkte; Bandenkriege und Kriminalität zerrütteten das Land. Als die Behörden feststellten, dass sie dagegen nicht ankamen, erlaubten sie den Konsum lieber wieder und verboten stattdessen Drogen, gegen die sie bis heute Krieg führen. (Was wäre eigentlich, wenn man Drogen legalisieren und kontrolliert beispielsweise in Apotheken verkaufen würde? Dann müssten der Krieg gegen Drogen, die Bandenkriege, Beschaffungskriminalität und die hohen Opferzahlen durch schmutzige Drogen doch auch reduziert werden. Das hat nach der Legalisierung von Alkohol auch geklappt. Aber das ist ein anderes Thema.)

Schon in der Historie gab es Alkoholiker: Alexander der Große soff sich zu Tode, Kaiser Nero wurde besoffen zur Bestie, und Aristoteles stellte hochwissenschaftlich fest, dass Weinsäufer auf die Schnauze fliegen und Biersäufer auf den Hinterkopf. Auch Könige und Päpste, Bismarck und Churchill, Edison und van Gogh tranken unkontrolliert.

Die christlichen Mönche missbrauchten sowohl Wein als auch Bier. Sie tranken bis zu fünf Liter am Tag, wurden sagenhaft fett und faul und vergewaltigten in ihrer Rauschlust kleine Jungen.

Vielleicht spricht die Alkohol-Lobby deswegen von Kulturgut?

WIE GENAU WIRKT ALKOHOL?

Das Beste am Alkohol ist, dass er Ängste beseitigt. Da alle Ängste ihren Ursprung in der Angst ums Überleben haben, ist es ein ganz natürlicher menschlicher Antrieb, diese Ängste zu betäuben, um mindestens kurzfristig ein angstfreies Leben zu führen.

Da unsere Verdauung mit Bier oder Wein kaum Arbeit hat, fließt der Alkohol direkt in den Dünndarm, von dort ergießt er sich in die Blutbahn. Das Blut trägt das Gift in praktisch jede Zelle des Körpers. Die Zellen werden besoffen und können keine Nährstoffe mehr aufnehmen. Die Leber versucht sofort, alles wieder abzubauen. Leider ist das Abbauprodukt der Leber noch giftiger als der Alkohol selbst, der dann auch noch ins Oberstübchen wandert. Hier explodiert daraufhin ein Silvesterfeuerwerk aus Glücksbotenstoffen wie Dopamin, Serotonin oder Endorphin. Leider sterben dabei Gehirnzellen und Verblödung droht. Aber das kann dauern, denn wir haben Milliarden von Gehirnzellen. Erschwerend kommt hinzu, dass die Leber pro Stunde nur einen Drink abbauen kann. Nach einem Glas sind die Ängste aber größtenteils noch da! Also brauchen wir mehr. Die giftigen Abbauprodukte der Leber und der Alkohol schwappen durch unseren Körper und schädigen sämtliche Zellen, was zu Entzündungen vor allem im Rachen und Magen führt. Wer sich das regelmäßig antut, schädigt außerdem das Erbgut und fördert das Krebsrisiko. Ein Viertelliter Wein täglich erhöht beispielsweise das Brustkrebsrisiko um 25 Prozent. Da die Leber früher oder später überlastet ist, produziert sie Fettzellen, die den Alkohol besser aufnehmen können. Leider verdrängen diese Zellen die gesunden, natürlichen Zellen der Leber. Irgendwann macht die Leber schlapp, und sie kann den Alkohol kaum noch abbauen. Als vorletzter Schritt folgt eine Leberzirrhose, als letzter die Beerdigung.

WAS PASSIERT MIT DER PSYCHE? UND WARUM MACHT DER KONSUM SÜCHTIG?

Sobald die Glückshormone durch den Alkohol freigesetzt werden, docken sie am Belohnungszentrum an. Im Kopf breitet sich das Gefühl aus: Ich hab's geschafft. Endlich. Jetzt kann ich mich entspannen. Es fühlt sich an, als hätte man zehn

Schubkarren Hinkelsteine einen Hügel hochgekarrt. Und wenn die letzte Schubkarre oben ist, fällt man ins Gras und ist total zufrieden und glücklich. So ungefähr, nur noch ein bisschen schöner ist das mit dem Alkohol. Man bekommt nach einem Drink diesen Belohnungsreiz, ohne körperlich oder geistig ausgepowert zu sein, und hat das Gefühl, unendlich viel Energie zu haben. Vielleicht fühlt es sich auch ein bisschen so an, als hätte man das Tor, das man gerade im Fernsehen gesehen hat, selbst geschossen. Waren wir 2014 nicht alle ein bisschen Götze, wieder 22 Jahre alt und der größte Held auf diesem Erdball? Man wird also belohnt, ohne irgendetwas geleistet zu haben. Herrlich!

Alkohol wirkt durch die Glückshormone auf zwei Gehirnbereiche: Das Vorderhirn, das eine zentrale Rolle im Belohnungssystem spielt, und das Frontalhirn, das unsere emotionalen Prozesse steuert. Je mehr Endorphine in diesen Arealen andocken, desto besser fühlt sich der Trinkende. Das Hirn des Vieltrinkers ist so programmiert, dass bei ihm das Belohnungssystem stärker wirkt. Er fühlt sich also schnell noch besser als der Gelegenheitstrinker. Sein Rausch ist intensiver, was dazu führt, dass das Gehirn des Trinkers dieses Gefühl so oft erleben möchte wie möglich. Dass er deshalb häufig schon nach zwei Gläsern Wein lallt, stört ihn nicht. Außerdem verlernt sein Körper durch regelmäßigen Konsum, diese Glückshormone selbst herzustellen. Das Ergebnis kennt jeder, der mit Vieltrinkern Kontakt hat: Sie sind fast immer ungeduldig, unzufrieden und häufig unerträglich – außer wenn sie trinken, natürlich.

Noch vor einem Jahr konnte ich mir ein Leben ohne Alkohol nicht vorstellen, so dauer-benebelt waren mein Vorder- und Frontalhirn. Mein Glückshormonspiegel befand sich ohne Alkohol im Keller, da nur er mich richtig glücklich machen konnte. Als ich schließlich aufgehört hatte zu trinken, lernte mein Körper langsam wieder, die Glückshormone von sich aus auszuschütten. Und genau diese Ausschüttung führt mich heute regelmäßig zu grundlosem Glück. Mein Glücksmuskel ist also wieder fit – wie ein Bizeps, der täglich Hanteln in die Luft heben muss. Deshalb glauben auch alle regelmäßigen Trinker, ihnen würde ohne Alkohol etwas entgehen, denn ihr natürlicher Glücksmuskel ist verkümmert. Das macht das Aufhören anfangs so schwierig. Doch schon nach ein paar Wochen fängt der Körper an, sich zu regenerieren.

Heute bin ich zwar nicht mehr so berauscht und überglücklich wie in den kurzen Momenten des perfekten Rauschzustands, aber das stille Glück von heute hat eine viel tiefere Komponente. Es ist subtiler und wahrhaftiger. Manchmal gehe ich durch die Straßen und bin einfach nur glücklich, am Leben zu sein. Dieses Gefühl kenne ich zwar auch von früher – aber es war stark durch den Alkohol vernebelt. Das Glück des Besoffenen ist sicherlich intensiver als das des Nüchternen, dafür aber verschleiert und voller Nebenwirkungen.

Es ist schwer, Glück zu kategorisieren oder zu messen. Aus heutiger Sicht kann ich nur sagen, dass ich das grundlose unterschwellige Glücksgefühl von heute auf keinen Fall gegen das verschleierte, aber heftigere Gefühl von damals eintauschen würde.

FAZIT NACH ELF MONATEN

1. Nachdem ich mich ausgiebig mit der Alkoholpolitik beschäftigt habe, bin ich dieser Bande überdrüssig und stelle meine Recherchen ein. Von denen möchte niemand ernsthaft Gesetze verändern oder den Alkoholkonsum reduzieren. Es geht um zu viel Geld und Macht, als dass es möglich wäre, dem System ernsthaft auf die Pelle zu rücken. Eine Veränderung der gesellschaftlichen Einstellung könnte vielleicht etwas bewegen.

2. Schuld an allem sind die Endorphine! Von dem Gefühl, das diese hervorrufen, werden wir alle früher oder später abhängig. Um diese Glückshormone im Körper selbst zu produzieren, muss man etwas leisten, wofür man belohnt wird. Der Alkohol gibt dem Trinker dieses wunderbare Gefühl, ohne das er etwas leisten musste – außer, das Glas zum Mund zu führen.

3. Ich empfinde erstmals als erwachsener Mensch regelmäßig unbegründetes Glück im Leben. Es überkommt mich manchmal, macht kurz in meinem Körper Rast und verschwindet dann wieder. Das Gefühl ist ganz fein und lässt sich vermutlich nur spüren, wenn man ein ruhiges, gesundes Leben führt.

4. Grundloses Glück ist für mich das größte Geschenk meines Nüchternseins.

DAS JAHR IST VOLL

Gut. Besser. Bücher

Eine Freundin von Anna ruft mich an. Gut kennen wir uns nicht, weswegen ich ein bisschen verwundert bin. Als ich sie das erste Mal traf, hat sie schon mittags einen Weißwein getrunken. Aber ich wollte mir nichts dabei denken. Zunächst druckst sie ein wenig rum, doch dann fragt sie mich ganz direkt. Anna habe ihr erzählt, dass ich nichts trinke und ob das schon immer so gewesen sei. Ich erzähle ihr meine Geschichte und meinen persönlichen Weg aus der Sucht. Wieder zögert sie kurz und bittet mich dann, sie mal mit zu einem Treffen der Anonymen Alkoholiker zu nehmen. Natürlich bejahe ich und freue mich, zum ersten Mal einen Menschen auf dem Weg aus der Sucht unterstützen zu können. Denn das ist eines der wichtigsten Prinzipien der Anonymen Alkoholiker.

Wir verabreden uns für nächsten Montag. Ich biete ihr an, sie von zu Hause abzuholen, denn ich weiß, wie schwer der erste Gang zu dieser nach außen hin seltsamen Vereinigung ist.

Montagnachmittags erreicht mich dann eine SMS. Sie habe sich erkältet und könne nicht mitkommen.

»Glaubst du das?«, fragt Anna.

Ich weiß es nicht. Am darauf folgenden Montag ist die Freundin immer noch erkältet. Und heute, am dritten Montag im Dezember, habe ich gar nichts von ihr gehört.

Bei den AA habe ich gelernt, dass wir jedem Menschen jederzeit bei seiner Suchtbewältigung helfen. Aber wir werden niemals einem anderen Alkoholiker hinterherlaufen, ihn kontrollieren oder zwingen, zu uns zu kommen. Wir können Einladungen aussprechen oder allgemein über die Prinzipien der AA sprechen. Aber jeder muss den Weg freiwillig und aus eigenem Antrieb finden. Andernfalls ist sein Leidensdruck noch nicht hoch genug. Ich gehe davon aus, dass sich die Freundin eines Tages erneut melden wird.

Eva, eine ehemalige Kollegin fragt, ob ich Lust hätte, mit ihr auf ein Dieter-Thomas-Kuhn-Konzert zu gehen. Sie möchte mal wieder mit mir abfeiern. Ich sage zu – ein nüchternes Konzert darf in meinen Erfahrungen in diesem Jahr auf keinen Fall fehlen.

Der Sänger tritt in bunten 70er-Jahre-Kostümen auf und singt Schlager wie *Eine neue Liebe ist wie ein neues Leben* oder *Fiesta Mexicana*. Eva hat sogar ein Kostüm für mich mitgebracht, als hätte sie geahnt, dass ich – beschämenderweise – alle Lieder auswendig mitgrölen kann. Wer jede Party mitnimmt, kennt auch irgendwann jedes Lied auswendig.

Nach dem fast dreistündigen Auftritt geht die Party in einem riesigen Restaurant weiter. Hier legt ein DJ die größten Schlager der 70er und 80er auf. Wie entfesselt tanze und singe ich, als müsste ich die Abstinenz des gesamten Jahres nachholen. Zwischendurch mache ich kurze Pausen und hole mir Cola. Wie beschränkt die Getränkeauswahl für Nichttrinker ist, fällt nur bei solchen Veranstaltungen auf. Den Trinkern hingegen bietet sich eine nicht enden wollende Palette der alkoholischen Abwechslung. Alleine fünf verschiedene Biersorten sind im Angebot. Wein von trocken bis süß. Weiß, rosé, rot. Prosecco, Sekt und Champagner. Mindestens fünf Meter hard stuff in allen erdenklichen Farben, Promillevarianten und Geschmäckern. Nicht zu vergessen:

Mixgetränke wie Hugo oder Cocktails. Man könnte sich hier eine Woche lang jeden Abend vollaufen lassen und müsste keinen Drink zweimal bestellen. Die Kreativität der Alkoholindustrie übersteigt die der Schlagerkostüme um ein Vielfaches.

»Na?«, fragt Eva. »Deine wie vielte Cola ist das?« Es schwingt ein Unterton mit, ich möge doch bitte vernünftig werden und endlich auch Alkohol trinken.

»Eine weniger als du Sekt«, entgegne ich.

Sie lacht und bestellt einen Aperol Spritz. Dann mustert sie mich mit zusammengekniffenen Augen und verschränkt die Arme.

»Ich weiß, ich bin unhöflich, neugierig und schrecklich«, sagt sie. »Und ich entschuldige das alles damit, dass ich beim Radio arbeite und jeden Tag Menschen interviewe. Aber ich muss dich einfach etwas fragen. Darf ich?«

»Nein.« Ich trinke einen Schluck, dann lache ich und füge ein knappes »Okay« hinzu.

»Was hast du?«

»Führst du so deine Interviews?«

»Ist ja kein Interview.«

»Stimmt.«

»Du trinkst überhaupt keinen Alkohol mehr, oder? Du siehst aber nicht krank aus. Wirkst auch nicht so.«

Es fällt mir manchmal schwer, meine Abstinenz zu erklären, weil ich die Sucht schlecht greifen kann. Gerne würde ich ihr eine plausible Geschichte erzählen, durch die ich mich selbst besser deuten könnte. So was wie: Ich wuchs in einem Heim auf oder: Meine Eltern waren auch schon Alkoholiker, ich bin adoptiert oder sonst irgendeinen Schicksalsschlag, der meine Sauferei rechtfertigen würde. Aber meine Geschichte ist zu normal und gleichzeitig zu vertrackt. In jedem Leben spielen zu viele unbegreifliche Momente eine Rolle, als dass man erklären könnte, warum man da steht, wo man gerade steht.

Die einfachste Erklärung: Ich habe das mit dem Partymachen und dem Saufen einfach falsch verstanden.

»Ich leide unter Alkohol-Kontroll-Unfähigkeit«, antworte ich.

Eva weiß nicht, ob sie lachen soll und nicht. »Du bist … trocken?« Sie sagt es vorsichtig, mit einer Pause vor dem letzten Wort. Ihre Mimik soll Mitgefühl ausdrücken.

»Nein«, entgegne ich. »Solche Begriffe passen nicht zu mir. Wer trocken ist, wird abgestempelt. Ich bin nicht trocken. Ich bin auch kein Alki. Ich bin jemand, der einfach zu lange zu viel getrunken hat und irgendwann entschied, nicht mehr zu trinken. Ich bin jemand, der mit dem Zeug nicht mehr vernünftig umgehen konnte.«

»Wenn man damit nicht mehr vernünftig umgehen kann«, sagt sie, »hat man die Kontrolle über seinen Alkoholkonsum verloren. Und dann ist man doch laut Definition Alki. Oder?«

»Du scheinst dich ja mit dem Thema beschäftigt zu haben. Könnte es sein, dass du auch ein kleines Problem hast?«

»Nein«, ruft sie empört. »Ich bin doch kein Alki.«

»Hab ich ja auch nicht gesagt. Wir müssen diese Begriffe neu definieren, weil sie zu düster sind. Wir sind nicht trocken, wir sind auch keine Alkis. Wir sind AKUs. Alkohol-Kontroll-Unfähige. Also, ich zumindest.«

Ich bestelle noch eine Cola, dazu einen weiteren Aperol für Eva. Der Kellner sagt wie jeder moderne Kellner »gerne, gerne« und nickt mir vieldeutend zu, weil ich ja jetzt nicht mehr alleine Cola trinke, sondern dank des Aperols ernsthafte Chancen auf Spaß habe.

»Ich weiß nicht, wie es dir geht. Aber ich habe in meinem Leben immer getrunken. Nach stressigen Arbeitstagen, auf Partys, an Weihnachten. Also immer, wenn es sich anbot.«

Sie stimmt mir zu.

»Und ich behaupte, dass Alkohol die Welt ein bisschen rosiger aussehen lässt, als sie wirklich ist. Ein guter Wein oder ein richtiges Besäufnis mit Freunden verleiht dem ganzen Irrsinn doch erst richtig Sinn, oder?«, frage ich und weiß, dass ich provoziere.

»Na ja, mein Leben hat auch ohne Alkohol Sinn.«

»Mir half er aber immer, lockerer durchs Leben zu kommen. Und weil sich diese Lockerheit so schön anfühlte, trank ich immer mehr. Dann merkte ich das Dilemma irgendwann und machte eine Pause. Nur um später noch heftiger zuzuschlagen und das regelmäßige Trinken inklusive Vollabsturz normal zu finden.«

Eva ist still geworden und trinkt einen Schluck. Fast wirkt es demonstrativ.

»Bei mir machten die Höhen schlapp und die Tiefen breiteten sich aus. Und wenn ich zu lange im Tal war, wechselte ich die Stadt, die Partnerin, den Job oder sonst was. Nur weißt du, was ich nie verändert habe?«

»Na?«

»Die Sauferei. Ich habe ständig neues Glück gesucht und bin gar nicht auf die Idee gekommen, dass mein fehlendes Basisglück stark mit dem Alkohol verbunden war.«

»Das sehe ich anders.«

»Bei mir jedenfalls, war es so. Ich war immer gehetzt, immer gereizt. Ich bekam zwar irgendwie alles gebacken, ich funktionierte noch, aber insgesamt kam mir mein Leben scheiße vor. Und was habe ich dagegen getan?«

Eva verzieht einen Mundwinkel. »Getrunken?«

»Genau. Wie oft habe ich Leute betrunken vor den Kopf gestoßen? Wie oft musste ich verkatert arbeiten? Wie viele Frauen habe ich betrogen und unglücklich gemacht? Wie oft habe ich Leute genervt, angeschnorrt oder belogen?«

»Du warst Alki, sag ich doch.« Es schwingt kein Spaß in ihrer Stimme mit.

»Vielleicht hast du recht. Vielleicht will ich das so nicht einsehen oder zugeben. Mein Leben war natürlich vom Alkohol bestimmt. Aber ich funktionierte weiterhin ziemlich gut. Und deshalb wäre ich nie auf die Idee gekommen, ein Problem zu haben. Ich war ja erfolgreich – nach außen hin. Trotzdem stimmte etwas nicht. Aber dieses schlechte Gefühl war nach dem ersten Glas weg, und ich konnte mir einreden, ein geiles Leben zu führen.«

»Aber was hat das mit Alkohol zu tun?«

»Alles. Dieses Unglück hat nur eine Ursache: Alkohol.«

»Das ist ... Quatsch.«

»Okay. Ich kenne das aus vielen Gesprächen. Egal ob mit AKUs oder Nicht-AKUs. Als ich aufgehört habe zu trinken, hielten das meine Freunde für völligen Blödsinn. Total übertrieben und unnötig. Aber ich hielt es für nötig. Ich war der Einzige, der wusste, dass ich zu viel trank. Und da geht es nicht um die Menge, sondern um mein individuelles inneres Gefühl. Das muss jeder für sich wissen. Bis dahin hatte ich alles vor mir selbst entschuldigt: Stress, Langeweile, Sorgen. Egal, was. Und weil das jeder so macht, fiel ich nicht auf. Jeder kennt die Probleme seines Lebens am besten und unterdrückt sie, indem er sich betrinkt. Aber ich hatte eine vage Vorstellung, dass die Basis meines Dilemmas der Alkohol sein könnte. Das größte Problem war, dass ich mir ein Leben ohne Alkohol überhaupt nicht vorstellen konnte.«

»Wie viel hast du damals getrunken?«

»Das ist eigentlich egal. Jeder weiß, ob er zu viel trinkt oder nicht. Zum Schluss habe ich meist zweimal pro Woche getrunken. Einmal pro Woche habe ich so viel getrunken, dass ich gelallt habe, und manchmal bin ich torkelnd nach Hause gegangen. Ungefähr zweimal im Monat hatte ich einen Filmriss.«

»Das hört sich jetzt nicht so schlimm an, finde ich. Aber auch nicht nach wenig«, sagt Eva und trinkt ein winziges Schlückchen Aperol.

»Egal, wo ich trank, traf ich Ärzte, Anwälte, Journalisten, Künstler, Lehrer und so weiter. Sie konnten alle mit mir mithalten. Alles Menschen, von denen wir nie denken würden, dass sie ein Alkoholproblem haben.«

»Das sind doch nicht alles Alkoholiker oder Alkoholtrink-Unfähige oder wie du die nennst.«

»Es sind Menschen, die riskieren, abhängig zu werden. Wie oft haben mir Menschen in diesem Jahr gesagt, dass sie auch gerne mal nichts trinken würden. Oder dass sie schon mal einen Monat ohne Alkohol ausgekommen seien und sich dann viel besser gefühlt hätten. Jeder, der zu viel trinkt, wird irgendwann alkoholsüchtig. Das bringt der Stoff nun mal mit sich. Die Grenze zwischen Vieltrinker und Alkoholiker ist genauso flüssig wie ein Cointreau.«

»Und wovon hängt das ab?«

»Ist wie russisch Roulette. Ungefähr jeden Sechsten trifft es.«

»Und dich hat es getroffen?«

»Tja«, sage ich. »Ich hatte die Pistole auf jeden Fall schon an der Schläfe. Kein Mensch kann sagen: Ab dem und dem Besäufnis war ich Alkoholiker. Ich wusste nur, dass ich nicht mehr kontrolliert trank.«

»Na ja, was ist schon kontrolliert?« fragt Eva und macht Anführungsstriche in der Luft.

»Ich habe gemerkt, dass ich die Kontrolle verloren habe, als ich beim Gedanken, für eine gewisse Zeit keinen Alkohol zu trinken, Angst bekam. Wenn dieser Gedanke jenseits meiner Vorstellungskraft liegt – dann habe ich ein Problem. Denn dann regiert die Sucht mein Denken.«

»Dann bin ich Alkoholikerin«, sagt Eva und schwenkt nachdenklich ihren Rest Aperol durchs Glas.

»Nein«, antwortete ich. »Ich würde sagen, du bist ein AKU. Verstehst du's jetzt? Du bist nicht Alki, nur weil du dir kein Leben ohne Alkohol vorstellen kannst. Du kannst es nur nicht mehr kontrollieren. Es kontrolliert dich. Aber das ist nicht so schlimm. Jeder Zweite hier ist ein AKU. Die haben kein Säufergesicht und müssen auch nicht schon morgens an die Flasche. Die funktionieren alle noch gut. Aber sei dir auch gewiss, dass jeder von denen weiß, dass mit ihm etwas nicht stimmt. Und weil sie das wissen, trinken sie dagegen an.«

»Bei mir stimmt aber alles. Ich hätte kein gutes Gefühl, nie wieder zu trinken. Das stimmt. Aber ich empfinde mich nicht als abhängig.«

»Hast du Angst, zu viele Orangen zu essen?«

»Das ist was anderes. Von Orangen kann man nicht abhängig werden.«

»Und da ein Teil in dir weiß, dass man vom Alkohol abhängig werden kann, will dieser Teil nicht auf Alkohol verzichten, weil dann die Gefahr bestünde, dass du herausfindest, doch abhängig zu sein.«

»Das ist mir zu sehr um die Ecke gedacht.«

»Na gut«, sage ich. »Anders ausgedrückt: Alkohol lässt unbegründete Ängste in uns aufsteigen. Die Angst, abhängig zu sein, ist dabei nur ein Teil der ganzen psychischen Suchtmaschinerie in unserem Hirn.«

»Puh, ist das kompliziert«, sagt Eva, trinkt ihr Glas aus und geht auf die Tanzfläche. Langsam leeren sich die Hallen. Ich mache mir Gedanken, ob ich zu sehr den Apostel habe heraushängen lassen. Bin ich in der Lage, dieses Problem zu erklären, ohne den Zeigefinger zu heben? Wahrscheinlich nicht. Aber sie hat mich gefragt, und ich habe geantwortet.

Um halb zwei verabschiede ich mich und radele nach Hause. Wieder überkommt mich dieses Glücksgefühl. Mir fehlt es an nichts. Es gibt keinen Zustand, der besser wäre als das Jetzt. Früher habe ich mir immer gewünscht, woanders zu sein. Seit ich nüchtern bin, wünsche ich mir, dort zu sein, wo ich gerade bin.

Während ich diese Zeilen schreibe und mich immer mehr dem Ende des Jahres nähere, wabert in meinem Hinterkopf eine Angst: Man könnte mich für meine Sucht und mein damit verbundenes Verhalten verurteilen. Was sagen meine Eltern und Brüder, wenn sie dieses Buch lesen? Meine Verwandten, Freunde, Kollegen? Ich frage mich auch, warum ich mein Innerstes in diesem Buch ausbreiten muss. Vielleicht könnten mich Bekannte ansprechen und sagen: »Ich wusste gar nicht, dass du früher so viel gesoffen hast.« Was antworte ich denen? »Du hast mich ja auch nie gefragt?« Meine Alkohol-Kontroll-Unfähigkeit ist trotz dieses Buchs etwas sehr Intimes; auch wenn sie jetzt nicht mehr geheim ist. Dennoch fühle ich mich verletzlich.

Die Angst wird von dem Funken Hoffnung, mich selbst zu heilen, verdrängt; der Welt mitzuteilen, dass ich Trinker war und nie wieder trinken möchte. Dann muss ich mich nicht mehr erklären. Deshalb habe ich wohl auch den Begriff des AKUs erfunden. Die Karten liegen jetzt auf dem Tisch – auch wenn es wehtut, diese Erfahrungen als Teil meines Lebens anzuerkennen. Auf der anderen Seite möchte ich mit diesem Buch anderen Betroffenen bei der Genesung ihrer Sucht helfen; ganz im Sinne der Anonymen Alkoholiker. Und wenn dieses Buch nur einen einzigen Menschen trockenlegt, hat es seinen Zweck erfüllt. Gleichzeitig befürchte ich, dass ich die schönen Momente, die ich mit dem Alkohol erlebt habe, in ein falsches Licht setze. Weder möchte ich sie heroisieren noch verdammen. Alles ist geschehen, wie es geschehen ist. Ich kann nichts rückgängig machen, ich kann nur weiter nüchtern bleiben. Meine Erinnerungen sind verklärt. Manches war toll, anderes war vielleicht schlimmer, als ich es mir eingestehe.

Häufig frage ich mich, ob der Mensch von damals und der von heute ein und dieselbe Person sind. Wie konnte ich damals ein so problemüberfrachtetes Leben führen und heute so sorgenfrei sein?

Eine weitere Angst ist, dass ich nicht die Kompetenz besitze, über Alkoholismus zu schreiben. Bei meinen AA-Freunden waren die Erfahrungen mit Alkohol größtenteils dramatischer als bei mir. Der Unterschied zwischen dem Großteil in der Runde und mir ist, dass sie alles verloren haben. Ich habe nicht alles verloren. Ich würde eher sagen: Ich habe nichts gewonnen.

Ohne Alkohol hätte ich ein anderes Leben geführt. Ich wäre vermutlich Vater geworden, ein besserer Sportler, ein seriöserer Journalist, ein anständigerer Mensch. Und gleichzeitig weiß ich das alles nicht. Vielleicht wäre ich ohne Alkohol auch verrückt geworden, einem vorgezeichneten Leben hinterhergehechelt und irgendwann Amok gelaufen. Vielleicht hätte ich nie gewagt, mich aus den engen gesellschaftlichen und beruflichen Vorstellungen meines Umfelds zu befreien. Erst die durch den Alkohol gewonnene Wildheit zeigte mir, dass es eine großartige Welt jenseits der Detmolder Beschränkungen gibt.

Es ist Weihnachten und höchste Zeit, Anna in mein Elternhaus einzuführen. Wir haben entschieden, gemeinsam in Detmold zu feiern. Meine gesamte Familie ist anwesend. Die Frauen tragen ihre besten Kleider, wir Männer Anzüge. Mein Vater schenkt traditionell um 17:00 Uhr den Champagner ein. Als er mir eines der Gläser in die Hand drücken möchte, lehne ich ab und sage, dass ich immer noch keinen Alkohol trinke und dies auch in Zukunft nicht mehr tun werde. Es herrscht plötzlich Stille im Raum; wer genau lauscht, kann das leichte Knistern der platzenden Bläschen in den Champagnerkelchen hören.

»Das ist wirklich eine Katastrophe mit dir«, sagt mein Vater, gibt das für mich gedachte Glas meinem jüngeren Bruder, greift sich selbst eins, ruft laut in die Runde »Frohe Weihnachten« und nimmt einen großen, beruhigenden Schluck Edelbrause. Ein wenig später schwadroniert er über unsere Generation, die freudlos und spaßbefreit sei. Trinkfreudige stempeln mich schon das ganze Jahr als genussfeindlich ab. Ihre Meinungen schwanken zwischen verklemmt und tugendhaft.

Ich kann meiner Familie noch nicht einmal böse sein. Für die Kriegsgeneration ist es undenkbar, so etwas Wertvolles wie Champagner abzulehnen. Sie haben häufig auch kein Verständnis für Vegetarismus, für alternative Lebensformen oder für Aussteiger. Warum sollte man auf die grandiosen Errungenschaften eines Landes verzichten wollen, das die Generation meiner Eltern aus Trümmern und Trauma aufgebaut hat? Von den genauen Hintergründen meiner Abstinenz wissen sie nichts – sie wollen auch lieber nichts davon wissen. Es tut Eltern immer weh, wenn etwas mit ihren Kindern nicht stimmt. Dabei hat schon all die Jahre etwas mit mir nicht gestimmt. Ich würde sagen, dass jetzt zum ersten Mal überhaupt so einiges mit mir stimmt. Langsam bin ich der, der ich wirklich bin. Es ist nicht das kindliche Ich, sondern das erwachsene. An diese alte neue Person muss sich meine Familie erst gewöhnen. Ich habe mir vorgenommen, ihnen Zeit zu geben. Doch Geduld fällt gerade in der eigenen Familie besonders schwer.

Meine Eltern nehmen Anna auf, als hätten sie immer schon auf so eine Schwiegertochter gewartet. Vom ersten Moment an lieben sie sie. Ich weiß, dass meine Mutter gerne eine Tochter gehabt hätte, jetzt hat sie eine. Die Frauen unterhalten sich den ganzen Abend, die Männer trinken und lassen sich manchmal sogar auf richtige Gespräche ein. Ich sitze meist schweigend da und muss mich noch daran gewöhnen, meine Familie nüchtern zu ertragen und im Frieden mit ihnen zu sein. Ein Leben ohne Alkoholfilter ist eine lange, nie endende Herausforderung.

Freunde aus Sylt fragen, ob ich Zeit hätte, ihr Haus und die Katze über Silvester zu hüten. Sie müssten über die Jahreswende aufs Festland. Natürlich sage ich zu. Es hätte kein besseres Angebot reinkommen können, um die letzten Tage dieses großartigen Jahres in Ruhe und ohne Versuchung zu verbringen. Noch dazu alleine mit Anna. Ich musste noch nicht einmal eine Party absagen, weil mich schlicht niemand eingeladen hat. Als würde ich ohne Alkohol an solchen Abenden nicht existieren.

Als es Mitternacht wird, sitzen wir auf einem Steg in den Dünen und schauen aufs Meer. Rechts von uns fliegen in weiter Ferne ein paar Raketen in die Luft, aber der Wind treibt das Knallen von uns weg. Wir hören nur die Brandung. Ich halte Anna im Arm und weine.

FAZIT NACH EINEM JAHR

1. Heute vor einem Jahr saß ich am Sinai, schaute dem ägyptischen Sonnenaufgang zu, hoffte, dass ein besonderes Jahr vor mir liegen würde, und stelle jetzt, genau 365 Tage später, fest, dass ich tatsächlich ein anderer Mensch geworden bin. Ein ruhigerer, ausgeglichener, weniger hektischer Mensch; einer, der nicht getrieben und vor allem meist glücklich ist. Ich hätte mir noch vor einem Jahr niemals vorstellen können, dass es ein solches Glück in einem Leben ohne Alkohol geben könnte.

2. Ich muss aber auch festhalten, dass ich es nicht geschafft habe, ein Jahr ohne Alkohol durchzuhalten. Im Sommer bin ich schwach geworden, überrumpelt worden und habe meinen Vorsatz nicht eingehalten. Und trotzdem werte ich das Projekt als wichtigsten Schritt meines Lebens und bin sogar ein bisschen stolz auf mich.

3. Ich fühle mich wie neugeboren. Und wie jedes Neugeborene muss ich erst einmal lernen, im Leben zu stehen. Deshalb werde ich auch im kommenden Jahr keinen Alkohol trinken. Und im Jahr danach auch nicht. Und so weiter.

4. Zum ersten Mal habe ich einer Frau nüchtern den ersten Kuss gegeben. Es war der intensivste Kuss meines Lebens, und er steht symbolisch für alles, was ich seit dem 1. Januar erfahren habe. Mein Leben ist ausufernd großartig geworden. Es gibt überhaupt keinen Grund mehr, dieser Großartigkeit nicht zu folgen.

5. Endlich mache ich die Dinge, die ich schon immer machen wollte: trommeln, regelmäßig Sport treiben, meditieren. Und vor allem: eine vernünftige, ernsthafte, erwach-

sene Beziehung führen. Allein dieser letzte Punkt ist jeden Schluck wert, den ich nicht getrunken habe. Jetzt ist jeder Tag anders und neu – damals glichen sich die Tage wie die Gleichgültigkeit in meinem Gehirn.

6. Heute fühle ich mich emotional sehr viel ausgeglichener. Ich wüsste nicht, was mich noch aus der Fassung bringen könnte. Aber ich weiß auch, dass ich meinem Gehirn in Bezug auf Alkohol nie ganz trauen darf. Seit Monaten habe ich mich mit niemandem gestritten, keine sinnlosen Besserwisser-Diskussionen geführt und habe erstmals das Gefühl, dass mir Menschen zuhören, wenn ich etwas sage.

7. Ich laufe nicht mehr vor Dingen weg, die mir unangenehm sind. Auch belastende Situationen halte ich aus, ohne sie mit Alkohol zu überdecken. Jedes anstregende Gefühl macht mich nur stärker. Meine Frustrationstoleranz wächst mit jeder Situation, die mir früher nüchtern unerträglich erschien.

8. Ein Leben, in dem immer alles rundläuft, gibt es zwar auch nüchtern nicht; nüchtern gibt es aber ein Leben, in dem ich alles Unrunde ändern, ertragen oder abwägen kann.

9. Manchmal machen selbst Partys oder Konzerte nüchtern Spaß. Aber ich gebe zu, dass es viele Veranstaltungen gibt, die nüchtern eher unerträglich sind. An solchen Abenden gehe ich früh nach Hause, stehe morgens noch im Dunkeln auf, meditiere, jogge durch den Park und habe noch nie bereut, abends nicht getrunken zu haben. Früher hasste ich das Zwitschern der Vögel am Morgen, weil ich dann so schlecht schlafen konnte. Heute liebe ich es.

10. Meine Psyche und Physis sind auf einem besseren Stand als mit Anfang zwanzig. Ängste, Scham, Selbstvorwürfe, Peinlichkeiten, Schuldgefühle, Schüchternheit, schlechtes Gewissen, Krisen, verpatzte Chancen und gebrochene Versprechen sind zwar immer noch da – aber trotzdem kein Thema mehr. Sie gehören einfach zum menschlichen Leben dazu. Erst jetzt begreife ich, dass ich meine Verletzlichkeit mit der Sauferei betäuben wollte. Doch scheint diese Verletzlichkeit der Nährboden für alle positiven Gefühle wie Liebe, Mitgefühl oder Verbundenheit zu sein. Wenn ich also meine Verletzlichkeit betäube, betäube ich auch alles andere. Heute stelle ich mich den Situationen des Lebens und erlebe immer wieder Überraschungen, wie sehr sich das nüchterne Leben vom nassen unterscheidet.

11. Regelmäßiger Alkoholmissbrauch scheint eine Form des langsamen Selbstmords zu sein. Die Welt und das soziale Umfeld interessierten mich als trinkenden Menschen immer weniger. Es ist ähnlich wie bei jemandem, der sich aufgrund einer Krankheit langsam aus dem Leben verabschiedet. Ich wollte mich natürlich nicht bewusst umbringen – ich wollte aber auch nicht bewusst in vollen Zügen leben. Und genau das hat sich jetzt geändert. In vollen Zügen leben heißt auch, alles Unangenehme auszuhalten. Alkoholismus ist eine Krankheit – eine tödliche mit allen Begleiterscheinungen des langsamen Sterbens.

12. Insgesamt sehe ich die Welt ungefiltert. Diese Klarheit kann anstrengen, denn erst die dauernde Nüchternheit offenbart mir, wie strapaziös mein eigenes Leben und das der meisten Menschen in meiner Umgebung ist. In diesem ganzen Jahr war ich nicht einmal krank. Auch das dürfte eine Begleiterscheinung des Nichttrinkens sein.

FREIZEIT

Feierabend wurde präsentiert von Herder. Nur echt mit dem Siegelbuchstaben

Wenn ich das Davor mit dem Danach vergleiche, kommt es mir fast aberwitzig vor, dass ich auf die schönen Dinge des Lebens verzichtet habe, um regelmäßig Nervengift in meinen Körper zu leiten. Gleichzeitig denke ich manchmal mit Sehnsucht an die wilde, nasse Zeit und wünsche sie mir zurück. Doch dann erinnere ich mich wieder, wie unerträglich mein erstes Leben teilweise war. Meine nüchternen weisen AA-Freunde helfen mir, diese Erinnerungen aufrechtzuhalten.

Heute habe ich ganz wenige echte Freunde oder Freundinnen – aber diese Freundschaften sind intensiv, aufrichtig und bestärkend. Viele Freunde von früher haben mich aus ihrem Leben gekegelt. Ein paar habe ich rausgeschmissen. Ich gebe zu, dass es mir schwerfällt, meinem vieltrinkenden alten Kreis nicht böse zu sein. Sie als reine Opfer der Alkohol-Lobby zu sehen, kommt mir nicht in den Sinn. Jeder ist für sein Leben selbst verantwortlich.

Die neuen Freunde aus meinem zweiten Leben akzeptieren meine Entscheidung, nicht zu trinken, ohne Drumherumgerede. Komische Sprüche muss ich mir nur von denen anhören, die Alkohol zu ihrem Lebensinhalt gemacht haben. Sie fühlen sich vielleicht bedroht, ich könnte ihnen ihre Liebe klauen. Aber nichts läge mir ferner.

Wenn mich jemand fragt, warum ich keinen Alkohol trinke, antworte ich offen und ehrlich. Ich sage meist, dass ich mit dem Zeug nicht vernünftig umgehen könne oder dass ich für ein Leben genug getrunken habe. Mein eigenes Schamgefühl ist erträglich geworden – seitdem habe ich den Eindruck, dass tatsächliche Heilung geschieht und ich diese seltsame Krankheit wirklich im Griff habe. Ich denke kaum noch ans Trinken und vermisse nichts.

Dass ich zu den Anonymen Alkoholikern gehe, ist ein heikles Thema, dessen ich mir sehr wohl bewusst bin. Das Basisprinzip dieser Vereinigung von Männern und Frauen, die der Wunsch zusammenschweißt, mit dem Trinken aufzuhören, ist die Anonymität. Dass ich mich aus dieser Tradition herausnehme, mögen mir die Freundinnen und Freunde verzeihen. Zumindest von denen aus meiner Gruppe habe ich die Absolution. Alle Namen habe ich selbstverständlich geändert. Diejenigen, die in diesem Buch vorkommen und eventuell wiederzuerkennen sind, haben das Manuskript vor der Veröffentlichung gelesen, korrigiert, ergänzt und sind jetzt mit der Darstellung einverstanden.

Ich sehe mich heute als festen Teil dieser Gruppe. Ohne die Meetings würde meinem Leben eine wertvolle Komponente fehlen. Vielleicht sind die AA-Meetings heute das, was früher die Kneipen für mich waren. Ich treffe mich regelmäßig mit Menschen, die ich mag, und kann mich unter ihnen entspannen. Manchmal darf ich sogar mit den älteren Mitgliedern in Krankenhäuser gehen und anderen Süchtigen meine Geschichte erzählen. Jedes Gespräch sehe ich als Puzzleteil. Vielleicht hilft auch dieses Buch, die Hemmschwelle zu senken – im Grunde sind die AA eine lockere Gesprächsrunde, die sich über eine gemeinsame verlorene Liebe unterhält und das Glück einer neuen Liebe teilt. In diesem Jahr habe ich das *Blaue Buch* der Anonymen Alkoholiker als Hörbuch vertont. Auch dies ist mein Teil zur Verbreitung einer Botschaft, die schlicht ist und ziemlich gut funktioniert. Ich möchte an dieser Stelle betonen, dass ich nicht im Namen der AA schreibe. Wem die AA suspekt sind, der möge gerne zu den Guttemplern, dem Blauen Kreuz oder sonst irgendeiner Selbsthilfegruppe gehen. Sie haben alle ihre Vorteile und leisten großartige Arbeit.

Unter dem Selbstmord meines Freundes Win – auch seinen Namen habe ich natürlich verändert – und der Tatsache, dass ich nicht auf seiner Beerdigung gewesen bin, leide ich bis heute. Mir fehlt ein Abschied. Ein visueller Beweis für seinen Tod. Er bleibt für mich unvorstellbar und schmerzhaft. Auch Scham spielt eine Rolle, weil ich nicht für ihn da war, als es ihm so schlecht ging. Wie weit der Alkohol an seinem Selbstmord eine Rolle spielte, wage ich nicht zu beurteilen. Ich weiß nur von mir selbst, dass meine Frustrationstoleranz mit jedem Schluck gesunken ist.

Heute weiß ich um das perfide System, das hinter dem Alkohol steckt, und kenne seine Auswirkungen genau. Fast niemand kann sich dem Alkohol entziehen. Nur wer ihn absolut nicht mag oder allergisch auf ihn reagiert, wird ihn niemals missbrauchen. Mit diesem Buch kritisiere ich nicht die Gier der Alkoholhersteller, denn sie bewegen sich in einem System, das ihre Gier erlaubt. Aber ich kritisiere eben dieses System, denn es stellt das Profitdenken über den Anstand.

Man könnte ein solches Buch auch über die Automobilbranche, Waffenhersteller, Versicherungen, Medien, Banken, die Zucker-, Kaffee- oder Pharmaindustrie schreiben. Es sind entmenschlichte Zweige eines Gesamtsystems, das nicht mehr nach moralischen Maßstäben agiert, sondern rein zahlenwirtschaftlich. Legalisiert werden die Handlungen durch den Erfolg – in Form von Nachfrage oder Gewinn.

Alternative Lebensformen oder Auszeiten aus diesem System sind gerade sehr in Mode. Wir dürfen aber nicht übersehen, dass einige Yoga-Jünger ihre Übungen auf Matten verrichten, die chinesische Kinder hergestellt haben, dass die Aussteiger ihren arbeitsfreien Lebensstil finanzieren, den sie mit Aktienkapital verdient haben, das sich teilweise aus Waffenhandel gespeist hat, dass wir alle mit Flugzeugen fliegen, deren Kerosin alles Leben auf dieser Erde zerstören wird.

Das System ist so vernetzt und verzweigt, dass praktisch niemand mehr anständig leben kann; niemand kann ganz ehrlich und ganz wahrhaftig sein. Kein westlicher Mensch ist fähig, ein freies Leben zu führen, in dem er nicht auf materielle Güter zurückgreift, die ausbeuterisch und schädlich hergestellt, ausgeliefert und verkauft wurden. Es sei denn, man zieht in den Wald und lebt das Leben eines Urmenschen. Oder man besorgt sich ein altes Segelboot und lebt auf dem Meer. Landstreicher zu werden, wäre auch eine Alternative.

Was können wir also tun? Ich sehe es als die Hauptaufgabe aller Bürger, dem System gegenüber kritisch zu sein, nicht hineinzupassen und Missstände zu erkennen und sich aufzulehnen. Gibt es genug, die dies tun, können wir nicht wie James Bond die ganze Welt retten – aber vielleicht ein kleines Stück davon. Kurz bevor dieses Buch erscheint, wurde tatsächlich eine Debatte um die Erhöhung der Alkoholpreise losgetreten, ebenso wurden Stimmen nach einer Zuckersteuer laut. Ein kleiner Hoffnungsschimmer. Ob ein Umdenken tatsächlich stattfindet, bleibt allerdings abzuwarten.

Einer meiner wenigen verbliebenen Freunde von früher hat für ein paar Wochen aufgehört zu trinken. Wir trafen uns zufällig in der Stadt, als er mir von seinem Vorhaben erzählte. »Aber nicht für immer!«, sagte er warnend. Auf ein schönes Glas Rotwein wollte er doch nicht bis zum Ende seines Lebens verzichten.

»Wenn du dieses Glas Rotwein trinkst, schmecke genau hin und schau, ob es wirklich lecker ist. Sei ganz aufmerksam«, riet ich ihm. Ein paar Monate später hatte er wieder ungezählte Gläser Rotwein und andere Alkoholika zu sich genommen. Er hatte sich ja bewiesen, dass es auch ohne geht – der Beweis, dass er kein Problem mit Alkohol hat, war erbracht. Jetzt hat ihn seine Freundin verlassen, sein Job ist in höchster Gefahr und sein Leben driftet in ein ziemliches Chaos ab.

Häufig fragen mich Menschen, ab wann man denn ein Alkoholproblem habe. Für mich gibt es darauf eine ganz einfache Antwort: sobald man anfängt, wegen seines Alkoholkonsums zu lügen. Wenn man Freunden und Verwandten erzählt, man hätte nach dem Sport nur schnell noch ein Glas getrunken, und es waren in Wahrheit vier. Ein Alkoholproblem hat auch jemand, der sich kein Leben ohne Alkohol vorstellen kann. Oder wer Angst hat, ein solches Problem zu haben. Es ist eine Krankheit – genau wie eine Grippe. Wenn man das Gefühl hat, man wird krank, liegt man meist am nächsten Tag im Bett.

Manchmal male ich mir aus, ich liege auf dem Sterbebett, und mein Enkel fragt mich, was ich im Leben anders machen würde, wenn ich könnte. Ich würde ihm ohne Umschweife antworten, dass ich auf jeden Fall das erste Glas stehen lassen würde. Ich würde mir im Nachhinein wünschen, niemals auch nur einen Schluck Alkohol getrunken zu haben.

SCHLUSSERKLÄRUNG

Wer, wenn nicht wir

Eigentlich dankt man am Ende eines Buchs den Menschen, die so ein Buch möglich gemacht und unterstützt haben. In meinem Fall danke ich egoistischerweise mir selbst und bitte alle, denen ich Leid zugefügt habe, um Verzeihung. Ich kann im Nachhinein nur sagen: Ich wusste nicht, was ich tat.

Insbesondere meinen Eltern ist dieses Buch ein absoluter Gräuel. Bitte verzeiht mir – doch ist die Botschaft in diesem Buch und das Potenzial einer gesellschaftlichen Aufklärung und damit verbundenen Veränderung wichtiger als die veröffentlichte Schmach, einen Trinker in der Familie haben zu müssen.

BELEGE UND LITERATUR

Vorab:

Martini – geschüttelt oder gerührt? Auf Wikipedia gibt es hierfür eine gute Erklärung: https://de.wikipedia.org/wiki/Martini_(Cocktail)

Der Test basiert auf einer Studie der World Health Organisation (WHO) und kann im Internet unter Suche der Begriffe »WHO« und »Alkoholtest« leicht gefunden werden. Einen weiteren guten Test bietet www.kenn–dein–limit.de unter dem Punkt »Selbst–Tests«.

Auch die Techniker Krankenkasse informiert sehr aufgeklärt über die Gefahren des Alkoholkonsums: https://www.tk.de/techniker/service/gesundheit-und-medizin/behandlungen-und-medizin/sucht/alkohol-2022948

Voll im Leben:

Fast alle Statistiken habe ich diesem Buch entnommen: Deutsche Hauptstelle für Suchtfragen (Hrsg.): Jahrbuch Sucht 2015.

Liebesrausch:

Anonyme Alkoholiker Interessengemeinschaft (Hrsg.): Anonyme Alkoholiker (Das Blaue Buch), 2016.

Borowka, Uli: Volle Pulle. Mein Doppelleben als Fußballprofi und Alkoholiker, 2012.

Carr, Allen: Endlich Nichtraucher! Der einfachste Weg, mit dem Rauchen Schluss zu machen, 2000.

Flügler, Steffen: Treppe in die Dunkelheit. Eine Saufgeschichte, 2014.

Hirsch, Henning: Saufdruck. In vier Jahren ganz nach unten, 2013.

Lempelius, Eberhard: Dreizehn Meter Flur. Vom Kampf um Liebe, dem Verlust der Würde und dem Beginn eines neuen Lebens, 2006.

Schreiber, Daniel: Nüchtern. Über das Trinken und das Glück, 2014.

Singer, Manfred; Schneider, Alexander; Teyssen, Stephan (Hrsg.): Alkohol und Alkoholfolgekrankheiten. Grundlagen – Dyagnostik – Therapie, 2005.

Walzl, Prof. Dr. med. Manfred; Hlatky, Mag. Michael: Jungbrunnen Bier. Gesunder Genuss, 2017.

Die höhere Macht:

www.anonyme-alkoholiker.de

Die zwölf Schritte der AA:

1. Schritt: Wir gaben zu, dass wir dem Alkohol gegenüber machtlos sind – und unser Leben nicht mehr meistern konnten.

2. Schritt: Wir kamen zu dem Glauben, dass eine Macht, größer als wir selbst, uns unsere geistige Gesundheit wiedergeben kann.

3. Schritt: Wir fassten den Entschluss, unseren Willen und unser Leben der Sorge Gottes – wie wir Ihn verstanden – anzuvertrauen.

4. Schritt: Wir machten eine gründliche und furchtlose Inventur in unserem Inneren.
5. Schritt: Wir gaben Gott, uns selbst und einem anderen Menschen gegenüber unverhüllt unsere Fehler zu.
6. Schritt: Wir waren völlig bereit, all diese Charakterfehler von Gott beseitigen zu lassen.
7. Schritt: Demütig baten wir Ihn, unsere Mängel von uns zu nehmen.
8. Schritt: Wir machten eine Liste aller Personen, denen wir Schaden zugefügt hatten, und wurden willig, ihn bei allen wieder gutzumachen.
9. Schritt: Wir machten bei diesen Menschen alles wieder gut – wo immer es möglich war –, es sei denn, wir hätten dadurch sie oder andere verletzt.
10. Schritt: Wir setzten die Inventur bei uns fort, und wenn wir Unrecht hatten, gaben wir es sofort zu.
11. Schritt: Wir suchten durch Gebet und Besinnung die bewusste Verbindung zu Gott – wie wir Ihn verstanden – zu vertiefen. Wir baten Ihn nur, uns Seinen Willen erkennbar werden zu lassen und uns die Kraft zu geben, ihn auszuführen.
12. Schritt: Nachdem wir durch diese Schritte ein spirituelles Erwachen erlebt hatten, versuchten wir, diese Botschaft an Alkoholiker weiterzugeben und unser tägliches Leben nach diesen Grundsätzen auszurichten.

Weitere Informationen über Bikram Yoga: www.bikramyoga.com

Den Jelinek-Test finden Sie hier:
http://www.alkohol-hilfe.de/suchthilfen/jellinek.htm

Verlauf und Definition der Alkoholkrankheit:
http://www.a-connect.de/stufen.php

Mehr über den Psychologen Louis Lewitan: www.lewitan.de

Carr, Allen: Endlich ohne Alkohol, 2002. www.allen-carr.de

Die Leere in mir:

Lewitan, Louis: Ein Gin Tonic zum Runterkommen. http://www.zeit.de/arbeit/2017-10/alkohol-stress-arbeitswelt-loesung

Die verschiedenen Stufen des Alkoholikers finden Sie unter: http://www.a-connect.de/stufen.php

Fahnenflucht:

Vipassana-Meditation: http://www.dhamma.org

Rausch und Stille:

Das Allen Carr-Seminar »Endlich ohne Alkohol«: https://www.allen-carr.de/die-seminare/alkoholseminare/

Von Dichten und Trinkern:

Belege für sämtliche Statistiken: Deutsche Hauptstelle für Suchtfragen: Faktensammlung – Alkohol in Europa. http://www.dhs.de/fileadmin/user_upload/pdf/Bridging_the_gap/Faktensammlung_Alkohol_in_Europa_deutsch.pdf

Oder im Jahrbuch Sucht 2015.

Über die Wirkung von Werbung:

Institut für Therapie- und Gesundheitsforschung gGmbH im Auftrag der DAK: Jugendliche und Alkoholwerbung. Einfluss der Werbung auf Einstellung und Verhalten. https://www.ift-nord.de/downloads/bericht_alkoholwerbung.pdf

Bundeszentrale für gesundheitliche Aufklärung (BZgA): Image – Von der Werbung verführt? https://www.kenn-dein-limit.info/a-z-lexikon/image.html

Studie an Mäusen: Nature, International Journal of Science: Alcohol and endogenous aldehydes damage chromosomes and mutate stem cells.

https://www.nature.com/articles/nature25154

Saleh-Ebrahimi, Drepper, Daniel: Wie die Alkoholindustrie uns dazu bringt, immer weiter zu trinken. https://correctiv.org/recherchen/stories/2017/02/22/wie-die-alkoholindustrie-uns-dazu-bringt-immer-weiter-zu-viel-zu-trinken/

Delage, Louise auf Instagram: Addict Aide

Guttempler in Deutschland e. V.: Alkohol ist Krebserreger. https://www.guttempler.de/home/aktuelles/807-alkohol-ist-krebserreger

Adams, Michael: Effertz; Tobias: Die volkswirtschaftlichen Kosten des Alkohol- und Nikotinkonsums. In: Singer, Manfred V.; Batra, Anil; Mann, Karl: Alkohol und Tabak. Grundlagen und Folgeerkrankungen, 2010.

Grundlegende Informationen über Parteispenden: https://de.wikipedia.org/wiki/Parteispende

Bewarder, Manuel; Clauß, Ulrich; Ehrenstein, Claudia; Kade, Claudia: Was treiben eigentlich die Regierungsbeauftragten? https://www.welt.de/politik/deutschland/article127333601/Was-treiben-eigentlich-die-Regierungsbeauftragten.html

Ehrenstein, Claudia: Volkserzieherin Sabine Bätzinger tritt ab.

https://www.welt.de/politik/deutschland/article5252799/Volkserzieherin-Sabine-Baetzing-tritt-ab.html

Saleh-Ebrahimi, Drepper, Daniel: Wie die Alkoholindustrie uns dazu bringt, immer weiter zu trinken.

Deutscher Brauer-Bund e.V.: Brief an das Bundesministerium für Wirtschaft und Energie: Gesundheitsziele.de / Stellungnahme der deutschen Brauer. https://www.documentcloud.org/documents/3472779-1-Alkohol-IFG-Brief-Brauer.html#document/p1

Bundesministerium der Justiz und für Verbraucherschutz: Verordnung zur Durchführung des Vorläufigen Biergesetzes.

https://www.gesetze-im-internet.de/bierstdb/BJNR701350931.html

Mortler, Marlene: Drogen- und Suchtbericht Juli 2017. https://www.drogenbeauftragte.de/fileadmin/dateien-dba/Drogenbeauftragte/4_Presse/1_Pressemitteilungen/2017/2017_III_Quartal/170807_BMG_Drogenbericht_2017_online_RZ.pdf

Woratschka, Rainer: Drogenbeauftragte Marlene Mortler: »Schluss mit der Verharmlosung von Cannabis«. https://www.tagesspiegel.de/weltspiegel/drogenbeauftragte-marlene-mortler-schluss-mit-der-verharmlosung-von-cannabis/20209300.html

Foto eines Kräuterschnapses, gepostet von Marlene Mortler auf Twitter. https://twitter.com/marlenemortler/status/420953004465217536?lang=de

Drogen- und Suchtbericht der Bundesregierung 2017, »Suchtpolitik darf nicht bei den Suchtkranken selbst enden. Wir müssen uns viel mehr als bisher um die Kinder suchtkranker Menschen kümmern«

https://www.drogenbeauftragte.de/presse/pressekontakt-und-mitteilungen/2017/2017-3-quartal/drogen-und-suchtbericht-der-bundesregierung-2017.html?L=0

Woratschka, Rainer: Drogenbeauftragte Marlene Mortler: »Schluss mit der Verharmlosung von Cannabis«. https://www.tagesspiegel.de/weltspiegel/drogenbeauftragte-marlene-mortler-schluss-mit-der-verharmlosung-von-cannabis/20209300.html

LobbyControl über Machtstrukturen und Einflussstrategien in Deutschland und der EU: https://www.lobbycontrol.de/2015/11/hausausweise-wer-nimmt-die-hintertuer/

Tillack, Hans-Martin: Die Lobby-Republik. Wer in Deutschland die Strippen zieht. 2015

Meßing, Frank: Kohle und Bier gibt‘s für Mitarbeiter gratis. https://www.derwesten.de/wirtschaft/kohle-und-bier-gibts-fuer-mitarbeiter-gratis-id87149.html

Grundlegende Informationen über den Deputatlohn: https://de.wikipedia.org/wiki/Deputatlohn#Haustrunk

Kröger, Michael: Millionenstrafen für Brauereien Die wichtigsten Fakten über das illegale Bierkartell. http://www.spiegel.de/wirtschaft/soziales/bierbrauer-affaere-die-wichtigsten-fakten-ueber-das-preiskartell-a-943254.html

Bundeskartellamt: Fallbericht: Bußgelder gegen Bierhersteller wegen verbotener Preisabsprachen. https://www.bundeskartellamt.de/SharedDocs/Meldung/DE/AktuelleMeldungen/2014/02_04_2014_Fallbericht_FernsehbiereII.html

Wiley Online Library: Alcohol research and the alcoholic beverage industry: issues, concerns and conflicts of interest. https://onlinelibrary.wiley.com/doi/full/10.1111/j.1360-0443.2008.02433.x

Hansen, Anne: Das optimale »Plopp«. https://www.zeit.de/2007/41/LS-Flensburger

Im Rausch der Macht:

Aktionsbündnis »Alkoholfrei Sport genießen«: https://www.alkoholfrei-sport-geniessen.de/df

plusminus: Video: Alkoholkonsum: Milliardenkosten für die Gesellschaft.http://www.daserste.de/information/wirtschaft-boerse/plusminus/videos/alkoholkonsum-milliardenkosten-fuer-die-gesellschaft-100.html

Aktionsbündnis »Alkoholfrei Sport genießen«: https://www.alkoholfrei-sport-geniessen.de/

Wer sich einen Eindruck verschaffen möchte, wie der Lobbyist Ebbertz seine Reden hält:

https://www.youtube.com/watch?v=qlBzj-4psKw

Saleh-Ebrahimi, Drepper, Daniel: Wie die Alkoholindustrie uns dazu bringt, immer weiter zu trinken. https://correctiv.org/recherchen/stories/2017/02/22/wie-die-alkoholindustrie-uns-dazu-bringt-immer-weiter-zu-viel-zu-trinken/

1983 sagte Joschka Fischer: »Der Bundestag ist eine unglaubliche Alkoholikerversammlung, die teilweise ganz ordinär nach Schnaps stinkt. Je länger die Sitzung dauert desto intensiver.«

FDP-Politiker Wolfgang Kubicki aus Kiel wollte nicht in den Bundestag, um nicht Alkoholiker zu werden und seine Frau zu betrügen.

Auf Youtube finden sich verschiedene Reden besoffener Politiker unter den Stichworten »Politiker, besoffen, Bundestag«.

Oder schauen Sie sich den Buchtrailer von Peter Richter für »Über das Trinken« an. Achten Sie vor allem auf das Wort »Vernünftigste« am Ende des Films. Ein lallender Kunstgeschichtler, der in seinem Buch Werbung für das »Trinken als Sport« macht.

Das Jahr ist voll:

OECD (Organisation für wirtschaftliche Zusammenarbeit und Entwicklung): Gesundheitsbericht: Umfassende Maßnahmen gegen Alkoholmissbrauch können tausende Leben retten. http://www.oecd.org/berlin/presse/umfassende-massnahmen-gegen-alkoholmissbrauch-koennen-tausende-leben-retten.htm

Die Internationale Agentur für Krebsforschung, die IARC-Arbeitsgruppe schreibt zum Thema Krebsforschung:

»Für die Karzinogenität des Alkoholkonsums gibt es beim Menschen genügend Belege. Alkoholkonsum verursacht Krebserkrankungen der Mundhöhle, des Rachens, des Kehlkopfes, der Speiseröhre, des Kolorektums, der Leber (hepatozelluläres Karzinom) und der weiblichen Brust. Die Tatsache, dass Alkohol krebserregend ist, wurde eindeutig bestätigt.«